ERWINA LIDOLT
VOLLWERT TRENNKOST

430 erprobte Rezepte

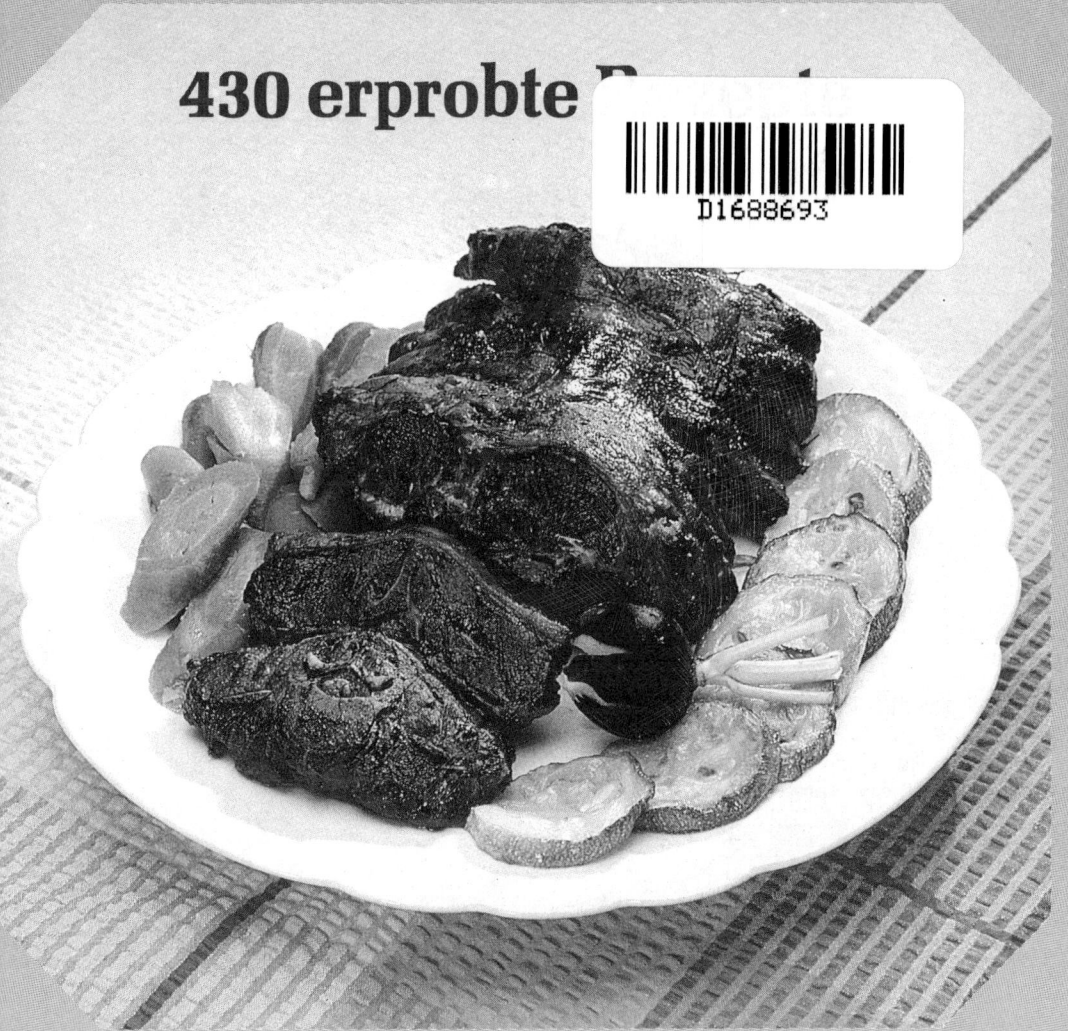

VERITAS

CIP-Kurztitelaufnahme der Deutschen Bibliothek
Lidolt, Erwina:
Vollwert-Trennkost: gesundes Essen, d. vorzügl.
schmeckt; 430 erprobte Rezepte/Erwina Lidolt. — 5. Aufl.
Linz; VERITAS-Verlag, 1990.

ISBN 3-85329-819-2

©VERITAS-Verlag Linz; alle Rechte vorbehalten
Gedruckt in Österreich; 5. Auflage/90
Druck: LANDESVERLAG Ges. m. b. H. Linz
Graphische Gestaltung: Ferry Rotter
Umschlagmotiv: R. Klinger, Linz

ISBN 3-85329-819-2

INHALTS-VERZEICHNIS

Vorworte	3
Einleitung	9
Mahlzeiten	10
Kräuter und Gewürze	12
Zusammenstellung der wichtigsten Kräuter und Gewürze	13
Keimen	17
Allgemeine Hinweise für das Kochen nach der Vollwert-Trennkost	18
MÜSLI	20
SALATE	22
SUPPEN	30
Einlagen für klare Suppen	30
Gebundene Suppen	31
GEMÜSE	40
KARTOFFELN	49
TEIGWAREN	53
REIS	56
HIRSE	58
GRIESS	60
BUCHWEIZEN (HEIDEN)	62
MAIS	64
FLEISCH	66
Faschiertes	66
Hase (Kaninchen)	68

INHALTS-VERZEICHNIS

Huhn	68
Kalbfleisch	71
Lamm	73
Rindfleisch	74
FISCH	**78**
SOJA	**84**
SOSSEN	**87**
Kalte Soßen	87
Warme Soßen	89
AUFSTRICHE	**91**
BROT UND GEBÄCK	**92**
MEHLSPEISEN	**96**
Gesalzene Mehlspeisen	96
Warme Mehlspeisen	98
Germmehlspeisen	102
Kuchen und Torten	107
Kleine Bäckereien	111
NACHSPEISEN zu Kohlehydratmahlzeiten	**115**
GETRÄNKE	**117**
MENÜVORSCHLÄGE	**118**
14-Tage-Trennkost — ausgewählte Menüs	118
7-Tage-Trennkost — kalorienreduzierte Menüs	121
SPEISENBEZEICHNUNGEN UND KÜCHENAUSDRÜCKE in Österreich, Deutschland und der Schweiz	**123**
STICHWORTVERZEICHNIS	**126**
NAHRUNGSMITTELTABELLE Abbildungen der wichtigsten Gewürze und Kräuter	

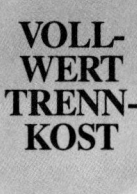

VOLL-WERT TRENN-KOST

Vorwort Dr. Howard Hay, ein amerikanischer Arzt, hat vor ca. 50 Jahren die Trennkost erarbeitet und an sich selbst ausprobiert. Er hatte ein schweres Nierenleiden, das mit herkömmlichen Mitteln nicht heilbar war. Er versuchte seine Ernährung umzustellen und merkte, daß der Körper auf Trennung von Eiweiß und Kohlehydraten bei der gleichen Mahlzeit positiv reagierte. Er hatte mit seinen Erkenntnissen Erfolg und konnte seine als unheilbar bezeichnete Krankheit ausheilen. Nach ihm wird diese Kost die „Hay'sche Trennkost" genannt.
Inzwischen hat man festgestellt, daß die Trennkost bei vielen Krankheiten günstige Erfolge zeitigt, z. B. bei Erkrankungen des Verdauungsapparates, Rheuma, Gicht u. v. a. Ich selbst hatte in der Familie einen schweren Krankheitsfall, habe auf Anraten des Arztes auf Trennkost umgestellt und damit die besten Erfolge erzielt.
Die Trennkost sollte aber nicht nur für Kranke angewendet werden, viel besser ist es, vorbeugend damit zu beginnen — denn wer von uns ist schon ganz gesund, und vorbeugen ist immer besser als heilen!
Bei der Trennkost ist es besonders wichtig, gleichzeitig darauf zu achten, daß wir möglichst keine denaturierten Lebensmittel verwenden, möglichst biologische Erzeugnisse nehmen und der Vollwertkost den Vorzug geben.
Unter diesen Blickpunkten habe ich die Rezepte in diesem Buch zusammengestellt und hoffe, daß ich damit vielen helfen kann, die gesund bleiben oder wieder gesund werden wollen.

So wünsche ich ein gutes Gelingen.   Erwina Lidolt

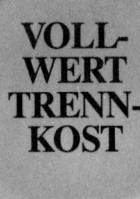

VOLL-WERT TRENN-KOST

Vorwort zur 5. Auflage Die Hay'sche Trennkost hat bereits viele Anhänger gefunden. Wie schwer es aber ist, sie konsequent durchzuführen, habe ich erlebt, als ich für meinen schwerkranken Mann die Ernährung umstellen mußte. Für eine abwechslungsreiche Kost gab es zu wenig brauchbare Rezepte, und so sah ich mich gezwungen, selbst Speisen auszuprobieren und Menüs zusammenzustellen. Einen großen Erfolg kann ich für mich selbst verzeichnen: Gicht und Rheumatismus haben sich — ohne Einnahme von Medikamenten — so weit gebessert, daß ich keine Schmerzen mehr verspüre!

Ich hoffe, daß ich mit diesem Buch noch vielen, die die Trennkost schon praktizieren, zu einem abwechslungsreichen Speiseplan verhelfe und Anfängern bei dieser Ernährungsweise einen leichteren Einstieg biete.

Möge dieses Buch noch vielen Gesunden helfen, gesund zu bleiben, und Kranken, wieder gesund zu werden oder zumindest ihr Leiden zu bessern.

Linz, August 1990   Erwina Lidolt

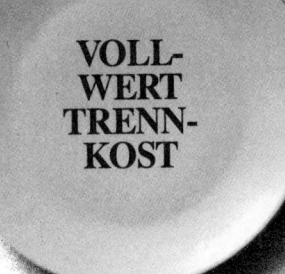

VOLL-WERT TRENN-KOST

Vorwort In einer Zeit, in der ein allgemeines Umdenken in der Ernährung stattfindet, ist ein Buch wie dieses, das aus der Erfahrung heraus entstanden ist, eine wirkliche Bereicherung.
Durch die heutige Art der Nahrungsmittelproduktion und durch die ständige Verfügbarkeit der Nahrungsmittel aus allen Teilen der Erde ist es für einen kleinen, wohlhabenden Teil der Menschheit, zu dem wir uns auch zählen müssen, trotz des Überflusses ein Problem geworden, sich richtig zu ernähren.
Wenn wir nun eine Verbesserung unserer persönlichen Gesundheitssituation durch die Nahrung erreichen wollen, müssen wir uns fragen, welche Körperstrukturen durch eine Veränderung der Nahrung positiv oder negativ beeinflußt werden könnten.
In der Nahrung kommen z. B. die Kohlehydrate nur als jeweils einer von vielen Bestandteilen der natürlichen Lebensmittel vor. **Lösliche** Kohlehydrate (Zucker) sind nur in schwachen Konzentrationen in Obstfrüchten, in geringen Konzentrationen noch in Wurzelfrüchten vorhanden. Auch die Muttermilch enthält nur geringe Mengen an Milchzucker. Die **unlöslichen** Kohlehydrate (Stärke) sind im Weizenkorn und in ähnlichen Lebensmitteln bis zu etwa 60 Prozent enthalten. Werden diese in ihrer natürlichen Form gegessen und nicht durch Hitze, Extraktion etc. verändert, so können sie in unserem Körper nur sehr langsam und gleichmäßig über Stunden hinweg aufgeschlossen und in Zucker umgewandelt werden. Es gibt in diesem Fall keine übermäßig rasche Resorption von gelöstem Zucker ins Blut.
In der heute bei uns üblichen Zivilisationsnahrung werden dem Organismus täglich Mengen und Konzentrationen von schnell resorbierbaren Zuckerstoffen zugeführt, wie es niemals vorher vorgekommen ist. Es kommt kurz nach der Nahrungsaufnahme zu Blutzuckerspitzenwerten und einer dementsprechend heftigen Reaktion des Regulationssystems. Der Ausschlag des Blutzuckerspiegels nach oben ist unnatürlich hoch, die Insulinausschüttung entsprechend (unnatürlich) stark.
Beim Einpendeln der Blutzuckerkurve wird infolge der heftigen Insulinreaktion der normale Blutzuckerpegel unterschritten, es kommt vorübergehend zu einem Blutzuckermangel, der wiederum zur Konsumation rasch resorbierbarer zuckerhältiger Nahrung anregt. Durch die Denaturierung und die Gewinnung rasch resorbierbarer Kohlehydrate gehen lebenswichtige Vitalstoffe wie Vitamine und Co-Fermente, die wir im Körper zur weiteren Aufbereitung der Nahrung dringend brauchen würden, verloren.

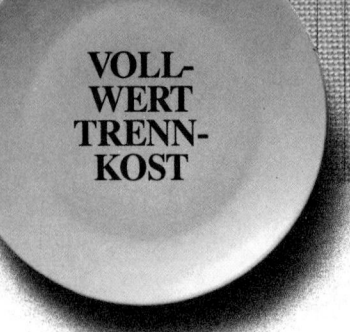

VOLL-WERT TRENN-KOST

Immer mehr Bedeutung für eine gesunde Ernährung fällt auf die Qualität und Quantität der Fette.

Besonders die industrielle Verarbeitung von Fetten, die scheinbar notwendig war, um Fette haltbar und streichfähig zu machen, führt zu einer fatalen Veränderung von lebensnotwendigen Fettsubstanzen. Abgesehen davon, daß heute **viel zu viel Fett** zugeführt wird, wird es auch in einer für den Körper wenig geeigneten Form zugeführt. Die Fette als Risikofaktoren für Gewebsveränderungen sind bekannt, die sich daraus ergebenden nahrungstherapeutischen Konsequenzen werden aber kaum angewandt.

Es sind vor allem die ungesättigten und hochungesättigten Fettsäuren, die in einem Verhältnis 1 : 1 mit den gesättigten Fettsäuren aufgenommen werden sollten, was allein durch tierische Fette nicht erreicht werden kann.

Erst durch neueste Forschungsergebnisse über die Eiweißspeichererkrankungen wird uns bewußt, wie maßgeblich der in den letzten Jahrzehnten exponential angestiegene Eiweißanteil unserer Nahrung den Körper schädigt.

Die Verwendung von zuviel Eiweiß und Kohlehydraten widerspricht der chemischen Zusammensetzung der Körpersäfte.

80 Prozent des menschlichen Körpers bestehen aus basenbildenden, 20 Prozent aus säurebildenden Elementen. Soll das für die Gesundheit der Körperzellen und Säfte notwendige Gleichgewicht hergestellt werden, so soll das tägliche Nahrungsmittelverhältnis etwa so lauten:

80 Prozent Basenbildner und 20 Prozent Säurebildner.

Die Grundidee bei der Nahrungsmittelzusammenstellung ist die, daß eine natürliche Nahrung, unbeschädigt durch **Lagerung, Konservierung** und **Erhitzung** ausgereift und frisch, alle Vitalstoffe in genügender Form und Menge beinhaltet. Es soll die Menge und das richtige Verhältnis der einzelnen Nahrungsstoffe zueinander abgestimmt sein.

Bei körperlichen Störungen, die durch Nahrung beeinflußt werden können, müssen den Störungen entsprechende Veränderungen in der Nahrungszusammenstellung vorgenommen werden. Es muß auf die Verträglichkeit und Unverträglichkeit Rücksicht genommen werden. Weiters muß darauf geachtet werden, ob der Patient ein kaufähiges Gebiß hat und lange genug einspeicheln kann, ob ausreichend Magensäure und Verdauungsenzyme vorhanden sind oder ob eine medikamentöse Substitution notwendig ist.

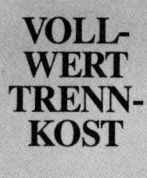

VOLL-WERT TRENN-KOST

Die Autorin war durch die schwere Erkrankung ihres Mannes gezwungen, sich ernsthaft mit der Umstellung der Ernährungsweise zu beschäftigen und hat es sich nicht leicht gemacht.
Das Ergebnis ist dieses Buch, welches ich jedem empfehlen möchte, der sich gesund ernähren möchte und dabei nichts an Lebensqualität einbüßen will.
Sie finden in diesem Buch eine große Zahl von gut bürgerlichen Rezepten, die — abgesehen vom gesundheitlichem Wert — wieder Luxus in unsere Küche bringen.
So kann ich nur wünschen, daß dieses Buch viel Anerkennung und eine große Verbreitung finden möge.

Dr. Klaus Schuller

„In meinem Weinberg liegt ein Schatz..."
... „Wo, wo..."
„Grabt nur danach!..."

(Christian Fürchtegott Gellert)

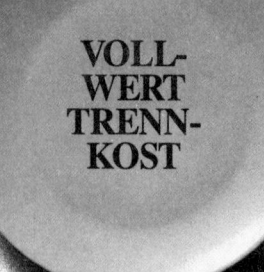

Vorwort zur 5. Auflage Das große Interesse an Frau Lidolts Kochbuch machte eine rasche fünfte Auflage notwendig. Es wäre schade, wenn dieses ausgezeichnete Buch, das bisher einen solchen Erfolg hatte, durch falsche Auffassung des Käufers abgewertet würde. Ich sehe darin deswegen eine Gefahr, weil Frau Lidolt nicht, wie vielfach angenommen wird, eine eigene Ernährungslehre auf den Markt bringen will, sondern mit diesem hervorragenden Buch bewiesen hat, daß gesunderhaltende Nahrung keinen Verzicht auf Gaumenfreuden bedeuten muß.

Die Grundlagen zu diesem Buch sind eine natürliche Vollwertkost und die Hay'sche Trennkost (siehe: Hay'sche Trennkost — Walb). Zu berücksichtigen ist dabei die quantitativ optimale Zusammensetzung der Nahrung, der Säure-Basen-Haushalt und die Verträglichkeit in speziellen Krankheitsfällen.

Mit diesem Wissen und der Vielfalt der Rezepte wird Ihnen das Kochen Vergnügen bereiten.

Der Autorin wünsche ich weiterhin viel Erfolg und die Kraft, noch viele Auflagen folgen zu lassen.

Dr. Klaus Schuller

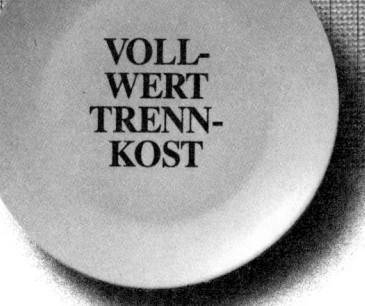

VOLL-WERT TRENN-KOST

Einleitung Der Begriff „Trennkost" bezeichnet keine einseitige Spezialdiät für Kranke. Sie ist vielmehr eine vielseitige, natürliche und schmackhafte Ernährungsform, die auch dem gesunden Menschen hilft, sich sein Wohlbefinden, seine Vitalität und Leistungsfähigkeit zu erhalten.
Die „Trennkost" beruht, wie schon der Name sagt, auf dem Prinzip der Trennung von Eiweiß und Kohlehydraten innerhalb einer Mahlzeit, d. h. überwiegend kohlehydrathaltige Lebensmittel dürfen nicht mit überwiegend eiweißhaltigen kombiniert werden. Eiweiß verlangt Säuren, und Kohlehydrate verlangen Basen; beides kann der Magen nicht gleichzeitig entwickeln. Daher entsteht durch unsere gewohnte Mischkost, durch die Verwendung von zuviel konzentriertem Eiweiß, Stärkemehl und denaturierten Nahrungsmitteln in unserem Magen ein Säureüberschuß, der die Entstehung innerer Krankheiten begünstigt.
Eine Grundregel der „Trennkost" lautet: Basenbildende Stoffe wie Gemüse, Salate, frische Früchte und Vollkornprodukte sollen die Hauptbestandteile unserer täglichen Ernährung bilden, Brot, Stärke, Fleisch, Eier, Käse usw. dagegen nur ein Fünftel ausmachen. Erhöhter Energiebedarf kann durch ein Mehr an Kohlehydraten, jedoch keinesfalls durch mehr Eiweißstoffe abgedeckt werden. Da Eiweiß mehr als Kohlehydrate den Magen belastet, ist es von Vorteil, mittags einer eiweißreichen Kost, abends dagegen kohlehydrathaltigen Produkten den Vorzug zu geben. Daneben steht eine reiche Auswahl an neutralen Nahrungsmitteln zur Verfügung, die sich mit Eiweiß wie Kohlehydraten gleichermaßen vertragen.
So kompliziert sich diese Regel für den Laien auch anhören mag, so einfach und unproblematisch sind die verschiedenen Speisen nach der vorliegenden Rezeptsammlung zubereitet. Auch im Restaurant läßt sich nach den Regeln der „Trennkost" ohne viel Mühe ein schmackhaftes Menü zusammenstellen.
Sie finden am Ende des Buches ein Faltblatt mit einer übersichtlichen Aufstellung der Nahrungsmittel, die vorwiegend Eiweiß oder vorwiegend Kohlehydrate enthalten, sowie solcher, die neutral sind. Bei vielen Rezepten wurden absichtlich keine Mengenangaben gemacht, da für Menschen, die wenig körperliche Arbeit leisten, auch kleinere Portionen zur Deckung ihres täglichen Energiebedarfs genügen.
Allen ernährungsbewußten Menschen, Gesunden wie Kranken, wird dieses Buch mit seinen vielen vorzüglichen Rezepten eine wertvolle Hilfe sein.

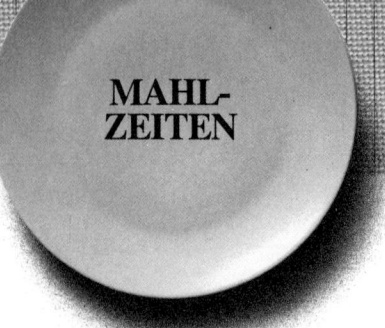

MAHLZEITEN

Frühstück Die Morgenmahlzeit soll sättigend, aber möglichst leicht sein. Sie soll aus Milch, Obst und Leinsamen bestehen.
Milch kann man in jeder Form verwenden, sie ist aber als saure Milch, Yoghurt oder Buttermilch leichter verdaulich und daher viel bekömmlicher. Süße Milch muß man teelöffelweise einspeicheln; mit saurem Obst oder Gemüse (roh oder gekocht) genossen, werden Giftstoffe ausgeschwemmt.

Als **Obst** verwendet man jede Art außer Bananen, Datteln und Feigen. Vorzugsweise nimmt man ähnliche Sorten, zum Beispiel Orangen und Mandarinen, zusammen; Beeren passen zu allen Früchten.

Der **Leinsamen** wird am besten zu jeder Mahlzeit frisch geschrotet und soll biologisch einwandfrei sein. Zur Milch gemischter Leinsamen sättigt sehr und ist außerdem für die Verdauung günstig.

Diese Zutaten sind Bestandteile von einem Müsli, das man am besten am Morgen einnehmen soll. Es sättigt mehr, hat allerdings auch mehr Kalorien.

Der Tag kann aber auch mit Vollkornbrot, Knäckebrot oder Grahamweckerln, möglichst aus frischgemahlenem Mehl selbst gebacken, begonnen werden; darauf gibt man Butter oder Reformmargarine, Honig, Vollrahmkäse, Topfen und Kräuter. Als Getränk sind Kräutertees und ungesüßte Frucht- oder Gemüsesäfte sehr zu empfehlen. Säfte sollen aber nicht die Rohkost ersetzen, da die Ballaststoffe für die Verdauung notwendig sind.

Mittagessen Es hat sich bewährt, die Eiweißmahlzeiten mittags einzunehmen. Bei diesen ist zu beachten, daß immer nur eine Eiweißart, also entweder Fleisch oder Fisch, Eier oder Käse gegessen wird. Zur Eiweißmahlzeit sind alle Kohlehydrate wie Brot, Nudeln, Knödel oder Mehlspeisen zu meiden. Kartoffeln sind nur mit Vorbehalt in ganz geringen Mengen zu verwenden.

Rohgemüse (Salate) und saures Obst sollten vor jeder Mahlzeit serviert werden. Man soll möglichst nur saftige Sorten verwenden.
Salate zu Eiweißmahlzeiten richtet man mit Kräutern, Öl, Apfelessig und Zitrone an, evtl. auch mit Buttermilch.

Wichtig ist, daß das Mittagessen zu 80 Prozent aus Basenkost (Gemüse, Milch, Obst) und zu 20 Prozent aus konzentrierter Nahrung (Fleisch, Eier, Fisch . . .) besteht.

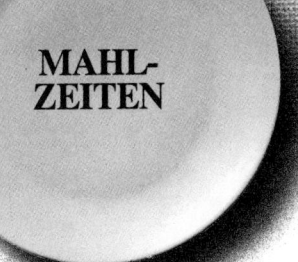

MAHLZEITEN

Zwischenmahlzeit Als Zwischenmahlzeit können nachmittags Brot, Butter, Gemüsesäfte, Milch, ein Stück Kuchen mit Kräutertee oder Obst mit Yoghurt und Topfen zu sich genommen werden. Zu beachten ist, daß drei Stunden nach einer Mahlzeit nichts gegessen werden soll, d. h., wenn man um 13 Uhr das Mittagessen einnimmt, kann man um 16 Uhr die Zwischenmahlzeit ansetzen und um 19 Uhr das Abendessen.

Abendessen Vorzugsweise sollen die Kohlehydratmahlzeiten zusammen mit neutralen Nahrungsmitteln abends eingenommen werden. Man soll immer darauf achten, daß nur eine Stärkemehlart verwendet wird, also entweder Getreidegerichte oder Brot, Nudeln oder Reis oder Kartoffeln oder Mehlspeisen. Zu Beginn der Mahlzeit serviert man Salate, die man mit Öl und Kräutern, mit Molkeessig (aber ohne Wein- oder Apfelessig und Zitrone) oder mit Rahmdressing oder Buttermilch anrichtet. Buttermilch ist neutral, sie kann also auch zu den Kohlehydratmahlzeiten getrunken werden.
Als Nachspeise empfiehlt sich eine Topfenspeise oder ein Dessert mit Bananen und Heidelbeeren.
Insgesamt sollte die Kohlehydratmahlzeit aus 80 Prozent Gemüse und Salat und 20 Prozent Kartoffeln, Brot, Getreide usw. bestehen.

Hinweis zum Kauf von Zutaten Falls Tamari, Taki — Taki, Birnex in Ihrem Reformhaus nicht erhältlich sind, können Sie statt Tamari andere flüssige Würze oder Gemüsewürfel, an Stelle von Taki — Taki andere Reform-Tomatensoße, für Birnex jedes Reform-Birnenextrakt verwenden.
Falls Sie für Kohlehydratmahlzeiten keinen Molkeessig bekommen, verwenden Sie am besten Rahmdressing für Ihren Salat.

VOM WÜRZEN

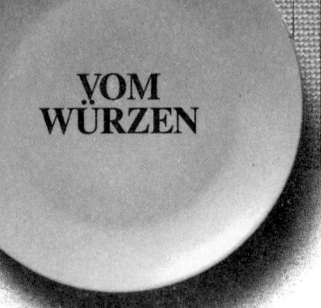

Kräuter und Gewürze Kräuter und Gewürze sind in der Vollwert-Trennkost besonders wichtig, da man auf verschiedene andere Zutaten verzichten muß. Durch kräftiges und richtiges Würzen wird das Essen geschmackvoller, interessanter und abwechslungsreicher, die Speichelfermente im Mund werden reichlicher gebildet, und dadurch wird die Verdauung unterstützt. Jedes Gewürz hat seine besonderen Wirkstoffe. Sie machen die Speisen nicht nur bekömmlicher und wohlschmeckender, sondern werten sie auch gesundheitlich stark auf. Gewürze wirken beruhigend, verdauungsfördernd, krampflösend, kräftigend und belebend. Man sollte darauf achten, die Gewürze sorgfältig aufeinander abzustimmen, da nicht alle Gewürze zueinander passen. Grundsätzlich weniger zu nehmen ist besser, denn nachwürzen kann man immer noch.

Wenn möglich, sollte man stets frische Gewürze verwenden. Ein frisches, selbstgezogenes Gewürz ist in seiner gesundheitlichen und geschmacklich-aromatischen Wirkung viel besser als ein Gewürz in gerebelter oder pulverisierter Form. Auch wenn man keinen Garten hat, kann man viele Kräuter selbst in kleinen Holzkistchen oder Blumentöpfen am Fenster ziehen.

Will man Gewürze fachgerecht aufbewahren, trocknet man die Kräuter im Schatten und gibt sie dann in dunkelbraune Gefäße. Viele Gewürze lassen sich auch gut einfrieren. Die Kräuter werden dafür gewaschen, abgetrocknet, kleingeschnitten (auch Sellerieblätter); jede Sorte wird getrennt in ein Schraubglas oder Plastiksäckchen gegeben.

Bei Spaziergängen oder Ausflügen sollte man immer einen Papiersack mitnehmen. Wildkräuter findet man vom Beginn des Frühjahrs an (Sauerampfer, Löwenzahn, Gänseblümchen, Bärlauch usw.) bis zum Herbst (Wilder Quendel, Gundelrebe usw.).

Nun noch ein wichtiges Wort zum Salz: Mit Kochsalz sollte man sparsam umgehen. Durch zuviel Salz wird das Gewebe in unserem Körper aufgeschwemmt, und es kann eine Reihe von Krankheiten entstehen. Der Körper braucht nicht mehr als ein bis zwei Gramm Salz täglich — durchschnittlich werden ihm aber 10 bis 20 Gramm pro Tag zugeführt! Durch kräftiges Würzen, besonders durch Verwendung von Sellerie, Knoblauch, Zwiebel und Melisse, kann man viel Kochsalz einsparen. Am besten verwendet man Meersalz, da dieses das Wasser weniger bindet.

KRÄUTER-VERZEICHNIS

ZUSAMMENSTELLUNG DER WICHTIGSTEN KRÄUTER UND GEWÜRZE

NAME	WIRD VERWENDET FÜR	ANMERKUNGEN
Anis	verschiedene Backwaren, Obstsalate, Karotten, Kürbis, Rotkraut, Apfelkompott	*ganz oder gemahlen verwenden*
Bärlauch	Salate, Soßen, Suppen	*im Frühling in Auen und Laubwäldern zu finden*
Basilikum	Suppen, Fleisch (besonders Faschiertes), Paradeiser, Kräuterbutter, Kartoffelsuppe	*wichtig für italienische Speisen*
Beifuß	Kartoffel- und Zwiebelsuppe, Eintopfgerichte, Faschiertes und Geflügel	*sparsam verwenden, da leicht bitter*
Bertram	siehe unter Estragon	
Bibernelle	Kartoffel- und Gemüsesuppe, Salate und Soßen	*ganz fein hacken*
Bohnenkraut	Fisolengerichte, Gurken- und Kartoffelsalat, Käse- und Salzgebäck, Faschiertes	*ist getrocknet gut verwendbar*
Borretsch	Gurkensalat, Rohkost, Topfen, Spinat	*kann man reichlich verwenden (auch die Blüten), da sehr mild*
Brunnenkresse	Kartoffelsalat, zur Garnierung	*im Frühjahr an Bachufern zu finden*
Chili	Faschiertes, Ragout, Pasteten	*sparsam verwenden wegen der Schärfe*
Curry	Curryreis, Fleisch- und Hühnerspeisen, Suppen, Sojagerichte	*sparsam verwenden, da sehr intensiv*
Dill	Gemüse, Suppen, Soßen, Kartoffel- und Topfenspeisen, Gurkensalat	*läßt sich gut einfrieren (beim Trocknen verliert er an Aroma)*
Eisenkraut	siehe unter Ysop	
Estragon	Fleisch, Rahmsoßen, Kräuterbutter, Kräuteressig, Kräuterpüree	*sparsam verwenden, nicht zu lange mitkochen — wird leicht bitter*
Fenchel	Salate, Soßen, Gemüse, Rohkost	*Körner für Brot und Gebäck verwenden*

KRÄUTER-VERZEICHNIS

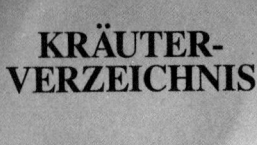

NAME	WIRD VERWENDET FÜR	ANMERKUNGEN
Gartenkresse	Kartoffelsalat, zur Garnierung	nicht so scharf wie Brunnenkresse
Gewürznelken	Backwaren, Kompotte, Glühwein, Eintopfgerichte, Blaukraut, Kürbiskompott	sparsam verwenden, da sehr intensiv
Gurkenkraut	siehe unter Borretsch	
Ingwer	Obstsuppen, Obstsalate, Gebäck, Getränke	sollte in der Trennkost nicht verwendet werden
Kapern	Fleischspeisen, Soßen, Marinaden, Aufstriche	
Kapuzinerkresse	Salate, Suppen, Topfenaufstrich	in Obstessig eingelegter Samen ist ein guter Ersatz für Kapern
Kardamomen	Kuchen, Fruchtspeisen, Lebkuchen	
Kerbel	Gemüse, Würzsoßen, Topfenaufstrich, Salate, Kräuterbutter, Kräuterpüree	leicht zu ziehen, sät sich selbst aus
Knoblauch	Gemüse, Salate, Fleisch, Suppen, Topfenaufstrich	viel verwenden, da sehr gesund
Koriander	Reisgerichte, Blaukraut, gedünstete Karotten, Brot, Gebäck	nicht gemahlen kaufen, verliert rasch Aroma
Kuttelkraut	siehe unter Quendel	
Kren	Rindfleisch, Soßen, Topfenaufstrich, Rohkost	soll bei Trennkost nicht verwendet werden
Kümmel	Kraut, Gulasch, Suppen, Gemüse, Brot und Gebäck, rote Rüben	sehr würzig, wenig andere Gewürze dazuverwenden
Lavendel	Kalb- und Lammfleisch, Fische, Kräutersoßen	frische Blätter verwenden
Liebstöckl	Suppen, Soßen, Gemüse, Fleisch, Reisgerichte	sparsam verwenden, sehr intensiv
Lorbeer	Kraut, Soßen, Gulasch, Kartoffelsuppe	nicht mitkochen, nur ziehen lassen

KRÄUTER-VERZEICHNIS

NAME	WIRD VERWENDET FÜR	ANMERKUNGEN
Löwenzahn	Salate, Rohkost, Aufstriche	nur junge Blätter verwenden, kleinschneiden
Majoran	Soßen, Fleischspeisen, Kartoffelsuppe, Gulasch, Gemüse, Salate, Geflügel	läßt sich gut einfrieren
Meerrettich	siehe unter Kren	
Melisse	Gemüse, Fleisch, Fisch, Soßen, Salate	sparsam verwenden, ist leicht bitter
Minze	wie Melisse	
Muskat	Gemüse, Suppen, Soßen, Fleisch, Kartoffelgerichte	frisch reiben und sehr wenig verwenden; spezielles Reibeisen dafür erhältlich
Neugewürz	siehe unter Piment	
Oregano	Pizza, Suppen, Soßen, Eintopfgerichte, Kartoffelspeisen, Gemüse, Faschiertes, Paradeiser	wilder Majoran; italienisches Gewürz; läßt sich leicht trocknen
Paprika	Gulasch, Fleischfüllungen, Paradeisgerichte	als Gemüse und getrocknet als Gewürz verwenden
Petersilie	Suppen, Fleisch, Kartoffeln, Gemüse, Aufstriche, Kräuterbutter	nicht mitkochen, erst zum Schluß beigeben
Pfefferminze	siehe unter Minze	
Piment	Kompott, Rotkraut, Weihnachtsbäckerei	nur Körner kaufen — Pulver raucht schnell aus
Pimpernelle	siehe unter Bibernelle	
Quendel	Kartoffelgerichte, Salatsoßen, Gemüse, Eintopfgerichte	an Acker- oder Wiesenrainen zu finden
Rosmarin	Lammfleisch, Eintopfgerichte, Geflügel	intensiver Geschmack — sparsam anwenden
Salbei	Kalb- und Lammfleisch, Fisch, Soßen	italienisches Gewürz — sehr intensiv

KRÄUTER-VERZEICHNIS

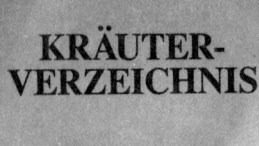

NAME	WIRD VERWENDET FÜR	ANMERKUNGEN
Sauerampfer	Salate, Suppen, Soßen	*kleingeschnitten den ganzen Sommer zu verwenden*
Schnittlauch	Salate, Suppen, Kräuterbutter, Aufstriche	*das am meisten verwendete Gewürz — nicht mitkochen*
Sellerie	Rohkost, Kartoffel- und Eintopfsuppen, Aufstriche	*das frischgeschnittene Grün verwenden*
Thymian	Fleisch, Gemüse, Kartoffelspeisen, Geflügel, Fisch	*sparsam verwenden — sehr aromatisch*
Vanilleschoten	Süßspeisen, Getränke, Gebäck	*das Innere wird leicht ausgeschabt*
Wacholder	Rotkraut, Sauerkraut, Gulasch, Rindfleisch, rote Rüben	*beliebte Beigabe zur Beize*
Wermut	Fisch, Soßen	*sehr sparsam verwenden*
Ysop	Suppen, Fleisch, Salate, Soßen, Gemüse, Kartoffelsuppe, Faschiertes	*leicht bitterer Geschmack; leicht selbst zu ziehen*
Zimt	Grießbrei, Topfenknödel, Birnenkompott, Bratapfel, Glühwein, Punsch, Weihnachtsbäckerei, Zwetschkenknödel	*sehr vielseitig zu verwendendes Gewürz*
Zwiebel	Fleischspeisen, Gemüse, Salate, Aufstriche, Soßen, Suppen, Reisspeisen	*gesundes Gewürz, das viel verwendet werden soll*

Ein Tip: Grüne und rote **Pfefferoni** fein hacken, mit Meersalz mischen und in einem Schraubglas im Kühlschrank aufbewahren, das ergibt das ganze Jahr über ein hervorragendes Würzmittel für Fleisch, Sojagerichte, Gemüse und Soßen.
Auf die gleiche Weise kann man auch eine **Suppenwürze** herstellen. Dazu fasciert man Karotten, Sellerie, Petersilwurzel, Zwiebeln und Knoblauch und gibt kleingeschnittenen Liebstöckl sowie Meersalz dazu.

KEIMEN

Das Keimen ist besonders in den Wintermonaten, in denen es an biologisch gezogenen Gemüsen und Salaten mangelt, eine große Hilfe. Da versorgt uns der Keimapparat mit zusätzlichen Vitaminen. Notfalls kann man auch in einem Suppenteller keimen. Anleitungen zum Keimen erhält man in jedem Reformgeschäft.

Zum Keimen eignen sich alle Getreidearten, grüne Sojabohnen, Kichererbsen, Linsen, Sonnenblumenkerne sowie Kresse, Lein-, Senf-, Bockshornklee- und Luzernensamen.

Getreidekeime kann man zu Füllungen von Gemüse und Fleisch mischen oder für Suppen und Salate verwenden, die Samenkeimlinge eignen sich besonders gut zum Mischen mit Salaten und zum Garnieren verschiedener Speisen. Die Keime der gelben Senfkörner sollte man nur sparsam verwenden, da die Speisen sonst zu scharf werden.

Die Keime sind je nach Sorte in zwei bis sechs Tagen genießbar. Man sollte nicht zu viele Keimlinge auf einmal ansetzen, sondern öfter frische machen. Kresse und Leinsamen werden leicht schleimig, das schadet aber nicht; man kann die Keimlinge vor dem Anrichten mit etwas kaltem Wasser abschwemmen. Das Wasser, das von den Keimlingen abläuft, beinhaltet viele Kraftstoffe und sollte zum Gießen von Zimmerpflanzen verwendet werden.

ALLGEMEINE HINWEISE

für das Kochen nach der Vollwert-Trennkost:

1. Neutrale Lebensmittel passen sowohl zu konzentrierten Eiweißstoffen und sauren Früchten als auch zu Kohlehydraten, nicht aber Eiweißstoffe zu Kohlehydraten.

2. Zu Eiweißmahlzeiten sollte nur eine Eiweißart, also entweder Fleisch oder Fisch oder Eier oder Käse gegessen werden. Zu Kohlehydratmahlzeiten sollte nur eine Stärkemehlart, also entweder Getreidegerichte oder Brot oder Nudeln oder Reis oder Kartoffeln oder Mehlspeisen verwendet werden.

3. Körperlich schwer arbeitende Menschen und Kinder können täglich 2 konzentrierte Mahlzeiten zu sich nehmen (eine Eiweißmahlzeit zu Mittag und eine Kohlehydratmahlzeit am Abend). Bei sitzender Lebensweise sollte eine konzentrierte Mahlzeit genügen.

4. Als Fett sollte man nur Pflanzenfette wie Lein-, Sonnenblumen-, Oliven-, Soja- oder Weizenkeimöl verwenden, die hochungesättigte Fettsäuren enthalten bzw. naturbelassen oder kaltgeschlagen sind. Margarine darf nur hochungesättigte Fettsäuren enthalten.

5. Butter und Pflanzenfette sollen in der Pfanne nur leicht zerlassen, nicht aber gebräunt werden.

6. Gemüse dünstet man im eigenen Saft mit wenig Wasserzugabe oder im Dampf (ausgenommen Karfiol und Spargel).

7. Das scharfe Braten von Fleisch in der Pfanne soll vermieden werden. Am besten dämpft man es im eigenen Saft oder läßt es im Backofen zugedeckt garen.

8. Bei der Auswahl der Lebensmittel sollte besonders auf Frische und Qualität geachtet werden. Marktangebote in der jeweiligen Jahreszeit sollten beim Einkauf berücksichtigt werden.

9. Rohgemüse (Salate) und Obst sollten **vor** jeder Mahlzeit gegessen werden.

ALLGEMEINE HINWEISE

10. Für Salate sollten immer zwei oder mehr Gemüsearten von „unter der Erde" und ebensoviele von „über der Erde" verwendet werden.

11. Keine raffinierten, konservierten und denaturierten Nahrungsmittel verwenden!

12. Zum Süßen verwendet man Honig oder Birnex (Fruchtzucker aus der Birne), jedoch nur zu Kohlehydratmahlzeiten.

13. Nach jeder Mahlzeit mindestens 3 Stunden Pause für die Verdauung einschalten.

14. Nach der Zwischenmahlzeit (ca. 16 Uhr) kein saures Obst mehr essen — es verträgt sich nicht mit Kohlehydraten.

15. Als Salz sollte man Meersalz verwenden, da dieses das Wasser nicht so sehr bindet. Gemüse kann man auch mit Kräutersalz würzen. Durch die Zugabe von Gewürzen kann das Salzen sehr eingeschränkt werden.

16. Für die **vegetarische** Küche empfiehlt sich zu Mittag anstatt den Fleisch- oder Fischspeisen am besten ein Kartoffelgericht.

17. Ein bis zwei Fischmahlzeiten pro Woche sind den Vegetariern aber dennoch zu empfehlen (Eiweißmangel).

18. Als Abendmahlzeit für Vegetarier können alle angegebenen Kohlehydratrezepte und Menüvorschläge für Kohlehydratmahlzeiten verwendet werden.

19. Nach neuesten ernährungswissenschaftlichen Erkenntnissen kann zu Kohlehydratrezepten bereits Käse ab 55 % Fett i. Tr. verwendet werden.

E = ▫ = Rezept für Eiweißmahlzeit

K = ▪ = Rezept für Kohlehydratmahlzeit

N =   Rezept sowohl für Eiweiß- als auch für Kohlehydratmahlzeit

E + K   beinhaltet Änderungen für E- und K-Mahlzeit

MÜSLI

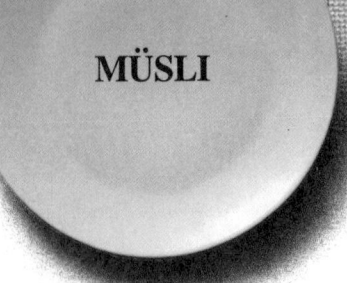

EIWEISS
KOHLEHYDRATE

Die nachstehenden Rezepte sollen Grundideen für Müslis sein. Man kann mit frischem Obst oder Trockenfrüchten immer variieren, so daß das Müsli nicht eintönig wird.
Ist die Verdauung nicht in Ordnung (Verstopfung), dann hilft Weizenkleie, von der man ein bis zwei Eßlöffel dem Müsli beimischt. Weizenkleie fällt bei der Aussiebung des Mehls für Backwaren an.
Leinsamen soll man nicht in der Getreidemühle, sondern in der Mohnmühle mahlen, die aber täglich gewaschen werden muß, da der darin verbleibende Rest leicht ranzig wird.
Auch im Mixer kann Leinsamen gebrochen werden.

Fünfkorn- oder Sechskornmüsli
K
Pro Person mahlt man nicht zu fein 3—4 EL **Körnermischung**, die man im Reformhaus erhält, verrührt mit so viel **Wasser**, daß es knapp darüber steht, und stellt dies über Nacht in den Kühlschrank; das Geschrotete soll nicht länger als 10 Stunden quellen. Am nächsten Morgen mischt man das Korn mit geriebenen **Äpfeln** oder anderem **Obst,** geschnittenen **Trockenfrüchten,** mit geriebenen **Nüssen** jedweder Art sowie dem Saft ½ **Zitrone** (ungespritzt) und verdünnt mit **Milch, Butter-** oder **Sauermilch, Kefir** oder **Bioghurt;** sehr gesund ist dieses Müsli mit etwas **Weizenkeimöl, Sesamöl, Leinöl** oder gemahlenem **Leinsamen** (für den atonischen Darm).

Haferflockenbrei (Porridge)
K
Wasser mit etwas **Salz** erhitzen und so viel **Haferflocken** einrühren, bis ein dünner Brei entsteht; kurz aufkochen und danach 2—3 Minuten bei kleiner Flamme ziehen lassen; mit etwas **Obers** und **Honig** oder **Rohrzucker** servieren.

Haferflockenmüsli
K
3—4 EL **Haferflocken, Rosinen,** kleingeschnittene **Feigen, Datteln** oder **Dörrpflaumen** und 1 EL echter **Bienenhonig** werden vermischt und mit so viel kalter oder leicht erwärmter **Milch** übergossen, bis eine breiige Masse entsteht.

Haferflockenmüsli mit Frischobst
K
3—4 EL **Haferflocken** werden mit kleingeschnittenem **Frischobst** (immer nur eine Sorte) und etwas **Honig** vermischt; **Milch** wie oben dazugeben und evtl. **Nüsse** darüberreiben; anstatt Nüsse kann man auch leicht angerösteten **Sesam** darüberstreuen.

MÜSLI

EIWEISS ■
KOHLEHYDRATE ■

Müsli von Dr. Budwig
K ■
In einer Schüssel werden pro Person 2 EL frisch gemahlene **Leinsamen,** 3 EL **Milch** oder **Buttermilch** und kleingeschnittenes **Obst** gegeben; weiters werden 100 g **Topfen,** 2 EL **Milch,** 1 EL echter **Bienenhonig** und 2 EL kaltgeschlagenes **Leinöl** gemixt, über den Leinsamen gegeben und **Walnüsse** oder **Haselnüsse** darübergerieben.
Dieses Müsli enthält sehr viel Eiweiß und ist daher an fleisch- bzw. fischlosen Tagen sehr zu empfehlen.

Weizenmüsli
K ■
Weizen am Abend schroten (3—4 EL pro Person), 1 EL ganzen **Leinsamen** und so viel **Wasser** dazugeben, bis ein dünner Brei entsteht, und diesen im Kühlschrank bis zum Frühstück quellen lassen (der Weizen soll nicht länger quellen, da sonst Schimmelgefahr besteht!); am Morgen 2 EL süßen oder sauren **Rahm,** einen Kaffeelöffel **Honig,** frisches, kleingeschnittenes **Obst,** evtl. kleingehackte **Nüsse** und 1 EL **Leinöl** dazugeben und alles gut verrühren.

Gerstenmüsli
K ■
Man mahlt die **Gerste** zu Schrot, weicht diesen Schrot einige Stunden (auf keinen Fall länger als 8 Stunden) ein in gleich viel **Wasser.** Vor dem Servieren mengt man **Honig** oder **Birnex** nach Geschmack, einen grob geriebenen **Apfel,** ev. noch anderes, klein geschnittenes **Obst** oder **Trockenfrüchte,** etwas süßes **Obers,** zur Abwechslung grob geriebene **Nüsse** oder **Mandeln** dazu.
Man kann dieses Müsli auch aus anderen Getreidearten machen, auch aus **Buchweizen.** Will man das Müsli flüssiger machen, gibt man noch **Milch** dazu.
Der Fantasie sind bei den Müslis keine Grenzen gesetzt, es gibt so viele Arten Obst, die man dazu verwenden kann, auch mit etwas Zimt oder Carobpulver kann man es variieren. An heißen Sommertagen könnte man auch mittags oder abends eine Müslimahlzeit machen.

SALATE

EIWEISS
KOHLEHYDRATE

Dem Kapitel **Salate** habe ich besondere Aufmerksamkeit gewidmet, da Salate und Rohkost wichtige Bestandteile der Trennkost sind. Zur Verdauung sind die darin enthaltenen Ballaststoffe sehr wichtig, in den rohen Salaten sind überdies sehr viele Vitamine enthalten. Wichtig ist es, **Salate** und **Rohkost** als Einleitung zu einer Mahlzeit zu geben, da sie dann die beste Wirkung auf Magen und Darm haben. Am vorteilhaftesten ist es, wenn man für eine Salatplatte zwei oder mehr Gemüsearten von „unter der Erde" und ebensoviele von „über der Erde" verwendet.

Gibt man den Salat vor einer Kohlehydratmahlzeit, so mischt man ihn am besten mit Rahmdressing oder Molkeessig. Zu Eiweißmahlzeiten kann man Zitronensaft oder Obstessig verwenden.

Ein Tip: In zwei Flaschen mit Patentverschluß gehackten Knoblauch, geschnittenen Zwiebel, grüne Pfefferkörner, etwas Basilikum und einen Zweig Rosmarin oder Thymian geben und mit kaltgeschlagenem Öl und Molkeessig (für Kohlehydratmahlzeiten) oder Obstessig (für Eiweißmahlzeiten) anfüllen. So hat man immer eine würzige Marinade bereit und braucht nur mehr Salz dazuzugeben. Vor Gebrauch gut schütteln!

Bierhefe ist ein wichtiger Vitamin-B-Träger, und es ist sehr zu empfehlen, für 4 Personen ein Teelöfferl davon der Salatmarinade beizugeben.

Bauernsalat
E
250 g „**Halmrüben**" oder **weiße Rüben**, 1 **Sellerieknolle** und 250 g **Karotten** fein raffeln, jede Sorte extra mit einer Marinade von insgesamt 2—3 EL kaltgepreßtem **Öl**, 2 EL **Obstessig**, 1 Kaffeelöffel **Reformsenf**, einigen Tropfen **Tamari** und etwas **Meersalz** abmachen und auf **Salatblättern** anrichten; mit kleingehackter **Zwiebel** und **Kräutern** bestreuen.

Chinakohlsalat
E
Chinakohl in Streifen schneiden, mit einer Marinade aus **Obstessig**, **Meersalz**, zerdrücktem **Knoblauch** und kaltgepreßtem **Öl** vermischen, evtl. feingeschnittene Ringe von **Porree** oder **Zwiebel** oder auch eine **Salatgurke** dazugeben.

Emmentalersalat
E
Emmentaler wird grob gerafflt oder in feine Streifen geschnitten, ebenso **Radieschen** oder **Rettich** und **Karotten**; mit **Joghurtdressing** (Rezept S. 87) vermischen, ½ Stunde ziehen

SALATE

EIWEISS
KOHLEHYDRATE

lassen und mit **Petersilie, Kerbel, Kresse** oder **Sauerampfer** bestreut servieren.

Endiviensalat
E + K
Den **Salat** gut waschen, fein nudelig schneiden, mit einer Marinade aus **Obstessig,** kaltgeschlagenem **Öl, Meersalz** und feingehackter **Zwiebel** vermischen, oder **Joghurtdressing** (Rezept Seite 87) (Eiweiß) oder **Sauerrahm** (Kohlehydrate) verwenden; zur zweiten Variante kann auch **Kartoffelsalat** gemischt werden.

Farmers Fisolensalat
E
Ca. ½ kg **grüne Fisolen** und **Spargelfisolen** klein schneiden, in Salzwasser kochen und auskühlen lassen; 1 **Zwiebel,** 1 grünen, 1 gelben und 1 roten **Paprika** in Streifen schneiden und mit 2 zerdrückten **Knoblauchzehen** gut vermengen; mit einer Marinade aus je 2 EL **Obstessig** und kaltgeschlagenem **Öl,** einem Spritzer **Sojasoße,** etwas **Reformsenf** und kleingehacktem **Bohnenkraut** vermischen und die Fisolen leicht untermengen.

Fenchelsalat
E
Fenchel fein schneiden und einen säuerlichen **Apfel** ungeschält raffeln; dann mit **Apfelessig,** kaltgepreßtem **Öl** und **Meersalz** mischen; einige gehackte **Nüsse** und **Grünes** vom **Fenchel** darüberstreuen.

Fenchelsalat mit Rahm
E
Den **Fenchel** ganz fein schneiden, ein Stück **Sellerie** fein und einen **Apfel** grob reiben; 4 EL **sauren Rahm** mit etwas **Meersalz,** dem **Grünen** vom **Fenchel** und einer großen, zerdrückten **Knoblauchzehe** vermischen, unter den Salat rühren und ¼ Stunde ziehen lassen.

Französischer Salat
K
Mit der Schale gekochte, speckige **Kartoffeln** schälen, blättrig schneiden und mit verdünntem, mit **Meersalz** abgeschmecktem **Molkeessig** mischen; gekochte **Karotten, Kohlrabi** und **Sellerie** würfelig schneiden, mit kleinen **Karfiolröschen, Erbsen** und kleingeschnittenen **Fisolen** — alles kernig gekocht — sowie mit **Mayonnaise** vermischen und einige Zeit durchziehen lassen; mit **Schnittlauch** bestreuen und auf **grünem Salat** anrichten.

Grüner Salat
E + K
Möglichst frisch geernteten **Salat** gut waschen, abtropfen, mit kaltgepreßtem **Öl,** verdünntem **Obstessig** und **Meersalz** mischen und mit **Schnittlauch, Dille** oder feingeschnittener **Zwiebel** bestreuen. (Für Kohlehydrat Molkeessig)

23

SALATE

EIWEISS
KOHLEHYDRATE

Gurkensalat Kaltgepreßtes **Öl, Obstessig, Meersalz,** gepreßten **Knob-**
E **lauch** und **Gurkenkrautblätter (Borretsch)** zu einer Marinade
rühren; knapp vor dem Servieren die **Gurken** feinblättrig hin-
einschneiden und evtl. mit **Dille** bestreuen.

Gurkensalat Wie oben, nur anstatt mit Öl und Essig mit **Sauerrahm** abma-
mit Rahm chen.
K

Heringsalat Weiße, frisch ausgelöste **Bohnen** und grüne, in 1 cm lange
E Stücke geschnittene **Fisolen** in Salzwasser kochen und erkal-
ten lassen; **Zwiebel,** je einen grünen und einen roten **Paprika,**
einige abgehäutete **Paradeiser** und **Eischeiben** kleinschnei-
den und mit einer Marinade aus **Öl, Zitronensaft, Meersalz,**
etwas frischem **Thymian** und **Basilikum** vermischen; kleinge-
schnittene, marinierte **Heringe** leicht darunterheben und mit
Kresse oder anderen Frühlingskräutern verzieren.

Hühnersalat Gekochtes **Hühnerfleisch** oder Reste von gedämpftem **Hühn-**
E **chen** kleinwürfelig schneiden, ebenso eine gekochte **Sellerie,**
1 säuerlichen **Apfel** und 1—2 kleingeschnittene **Orangen;** mit
Mayonnaise, Zitronensaft, einigen gehackten **Nüssen,** fein-
gehackter **Zwiebel, Sauerampfer** oder **Kerbel** gut mischen
und ca. 1 Stunde ziehen lassen; kühl servieren.

Karfiolsalat Gekochten **Karfiol** mit einer **Essig-Öl-Marinade** (Eiweiß) oder
(gekocht) mit **Sauerrahm** (Kohlehydrate), gehackter **Petersilie** oder **Ker-**
E + K **bel** vermischen oder mit **Mayonnaise** vermengen; kalt servie-
ren.

Karfiolsalat (roh) Die kleinen Röschen fein schneiden, mit einer Marinade aus
E **Obstessig, Öl,** feingehackter **Petersilie** und **Zwiebel** vermi-
schen und etwas ziehen lassen; man kann auch kleingeschnit-
tene **Paradeiser** dazugeben (den Karfiolstrunk für Gemüsebrü-
he verwenden).

Karottensalat Kaltgepreßtes **Öl,** verdünnten **Obstessig** und **Meersalz** vermi-
E + K schen und geputzte **Karotten** fein hineinreiben (am besten mit
einer Glasreibe).
Zur Kohlehydratmahlzeit verwendet man **Sauerrahm** anstatt
Obstessig.

24

SALATE

EIWEISS
KOHLEHYDRATE

Karotten- Entweder aus **Zitronensaft, Meersalz** und **Öl** (Eiweiß) oder
Selleriesalat aus **Sauerrahm** und **Kräutern** (Kohlehydrate) eine Marinade
E + K machen und **Karotten** und **Sellerie** fein hineinreiben; gleich
verrühren (wird leicht braun) und kurze Zeit ziehen lassen; evtl.
etwas geriebene **Nüsse** darüberstreuen.

Käsesalat 200 g **Emmentaler** oder anderen **Hartkäse** nudelig schneiden
E oder grob raffeln, ebenso 1 Scheibe **Ananas,** 1 **Pfirsich** und
1 **Kiwi** schneiden; ein Teelöfferl grünen **Pfeffer** hacken, mit
1 Becher **Joghurt** oder **Bioghurt,** 1 Teelöfferl **Curry,** 1 EL kalt-
geschlagenem **Öl,** etwas **Muskatnuß, Meersalz** und dem Saft
½ **Zitrone** mischen; alles gut vermengen und kalt servieren.

Kartoffelsalat Speckige **Kartoffeln** mit der Schale kochen, schälen und blätt-
K rig schneiden; **Molkeessig,** kaltgepreßtes **Öl, Meersalz** und
kleingehackte **Zwiebel** mit den Kartoffeln vermischen, mit fein-
gehacktem **Schnittlauch, Kerbel** oder sonstigen **Kräutern**
bestreuen oder feingehackte grüne und rote **Paprikaschoten**
daruntergeben (möglichst frisch essen — sonst schwer verdau-
lich!).

Kohlrabisalat **Kohlrabi** fein hacheln, mit einer **Essig-Öl-Marinade** (Eiweiß)
E + K oder mit **Sauerrahm** (Kohlehydrate) vermischen und beliebige
feingehackte **Kräuter** daruntermengen.

Krautsalat Feingeschnittenes **Kraut** in Salzwasser mit **Kümmel** kurz über-
(gekocht) kochen, mit verdünntem **Obstessig** vermischen und überkühlt
E kaltgepreßtes **Öl** dazugeben.

Krautsalat (roh) Das **Kraut** fein schneiden oder hobeln; aus **Obstessig,** kaltge-
E preßtem **Öl, Meersalz** und **Kümmel** eine Marinade machen;
alles gut mischen und beschwert mindestens 1 Stunde ziehen
lassen.

Löwenzahnsalat Die frischen jungen Triebe klein schneiden und zu **Kartoffel-**
E + K **salat** (Kohlehydrate) oder **grünem Salat** (Eiweiß) mischen.

Mayonnaisesalat **Mayonnaise** (Rezept S. 88) bereiten, mit **Molkeessig** etwas
K verdünnen, kleingeschnittene rote und grüne **Paprika** dazuge-
ben, mit gekochten, blättrig geschnittenen **Kartoffeln** mischen,
mit **Schnittlauch** bestreuen und mit **Blattsalat** garnieren.

SALATE

EIWEISS
KOHLEHYDRATE

Nudelsalat
K
Vollkornnudeln in Salzwasser kernig kochen, abseihen und kalt abschrecken; 1 kleine gekochte **Sellerie** und 1 gekochte **Karotte**, ebenso 1 säuerliche **Birne** und 1 **Salz-** oder **Essiggurke** würfelig schneiden, frische oder eingefrorene, gekochte **Erbsen** dazugeben, alles mit **Mayonnaise** (Rezept S. 88) binden und mit etwas **Sauerrahm** strecken; mit **Meersalz** abschmecken, gut vermischen und ca. 2 Stunden ziehen lassen; mit **Basilikum, Kerbel** oder **Schnittlauch** bestreuen.

Paprika-Paradeissalat
E
Paprikasalat wie im Rezept „Paprikasalat" zubereiten und blättrig geschnittene **Paradeiser**, feingeschnittene **Zwiebel**, **Knoblauch** und feingehackten **Koriander** dazumischen; man kann **Schafkäse** darüberstreuen.

Paprikasalat
E
Grüne, gelbe und **rote Paprika** von den Kernen befreien, fein schneiden und mit einer Marinade aus **Obstessig, Öl, Meersalz** und etwas zerdrücktem **Knoblauch** vermischen.

Pikanter Salat nach Bauernart
E + K
Paprika, Zwiebel, Zucchini, Paradeiser und **Gurken** blättrig schneiden; mit einer Marinade aus **Obstessig**, kaltgepreßtem **Olivenöl** (Eiweiß) oder **Sauerrahmdressing** (Kohlehydrate), **Meersalz,** verschiedenen **Kräutern, Oliven** und **Schafkäse** vorsichtig vermischen, damit der Schafkäse in Stückchen bleibt.

Porreesalat
E
Einige dicke **Porreestangen** sehr gut waschen, das Weiße in ganz feine Ringe schneiden, mit Resten von gedämpftem, kleingeschnittenem **Kalb-** oder **Hühnerfleisch** und einer **Essig-Öl-Marinade** und **Meersalz** vermischen; 1 Stunde ziehen lassen; mit **Schnittlauch** bestreut anrichten.

Radicchiosalat
K
Eine mittlere **Zwiebel** ganz fein hacken, zerteilte **Salatblätter** dazugeben und mit einer Marinade aus 2 EL **Molkeessig,** 1 EL **Reformsenf, Meersalz** und 1 Ecke zerdrücktem **Vollrahmkäse** gut vermischen; knapp vor dem Servieren kaltgeschlagenes **Öl** dazugeben und mit **Schnittlauch** bestreuen.

Radieschen-Kohlrabisalat
E + K
Beide Gemüse grob raffeln, wie im Rezept „Radieschensalat" mit Marinade mischen, **Dille** oder **Schnittlauch** darübergeben und mit **Blattsalat** garnieren.

SALATE

EIWEISS
KOHLEHYDRATE

Radieschensalat
E + K
Radieschen waschen, grob raffeln, mit einer Marinade aus **Obstessig** (Eiweiß), kaltgeschlagenem **Öl, Meersalz** und feingehacktem **Kerbel** oder **Schnittlauch** vermengen — oder **Rahmdressing** (Kohlehydrate) nehmen.

Rettichsalat
E + K
wird wie **Radieschensalat** zubereitet; falls er zu scharf ist, kann man **Kohlrabi** und viele **Kräuter** daruntermischen.

Rote-Rüben-Salat (gekocht)
E
Eine Marinade wie im nachfolgenden Rezept bereiten, die gekochten, blättrig geschnittenen oder geraspelten **Rüben** dazugeben und mindestens 1 Stunde ziehen lassen (beim Putzen die Rüben nicht verletzen, da sonst wertvoller Saft ausrinnt!).

Rote-Rüben-Salat (roh)
E
Obstessig, kaltgepreßtes **Öl, Kümmel** und **Meersalz** zu einer Marinade rühren; die roten **Rüben** fein raspeln, durchmischen und ziehen lassen, evtl. etwas Kren dazugeben.

Rotkrautsalat
E
Eine Marinade aus **Sauerrahm, Zitronensaft, Meersalz,** kleingehackter **Zwiebel** und 1 mit der Schale geriebenen **Apfel** bereiten; das feingeschnittene **Kraut** dazugeben, gut durchrühren und 1 Stunde ziehen lassen.

Salat-Apfel-Mischung
E
Eine große **Zwiebel** hacken und 2 säuerliche **Äpfel** grob raspeln; aus 1 Becher **Joghurt,** 2 EL kaltgeschlagenem **Öl, Zitronensaft** und **Meersalz** eine Soße bereiten, alles gut mischen und mit **Schnittlauch** bestreuen.

Salat „Ascona"
E
1 **Kopfsalat** zerkleinern, eine kleine **Gurke** und einige **Paradeiser** in Scheiben schneiden, 100 g **Diätwurst** oder Reste von gedünstetem **Geflügel** in Streifen schneiden, mit 50 g geriebenem **Parmesankäse,** 3 EL kaltgeschlagenem **Öl, Meersalz,** kleingeschnittener **Zwiebel** und ganz wenig flüssiger **Würze** gut vermischen und über den Salat geben.

Salat „Fines Herbes"
E
1 **Kopfsalat** waschen, abtrocknen und zerteilen; 2—3 **Schalotten** oder andere junge **Zwiebeln** kleinschneiden; eine Marinade aus **Bergkäse** oder sonstigem **Reibkäse,** einigen EL **Sauermilch** oder **Joghurt,** 2 EL kaltgeschlagenem **Öl, Zitronensaft, Reformsenf** und **Meersalz** bereiten, **Schnittlauch, Kerbel, Melisse, Sauerampfer, Petersilie** und evtl. **Borretsch** (alles kleingeschnitten) dazugeben, gut vermischen und mit **Paradeiserspalten** garnieren.

SALATE

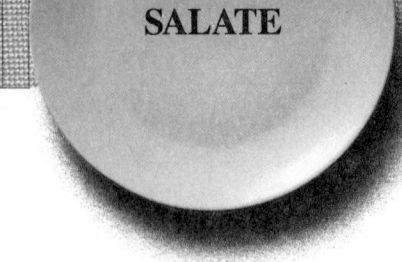

EIWEISS
KOHLEHYDRATE

Salat „Ostermontag"
E
Wenn von Ostern **hartgekochte Eier** auf Verwendung warten, schlage ich folgenden Salat vor: Frischgepflückter **Spinat**, 1 säuerlicher **Apfel**, einige feste **Paradeiser**, eingelegte **Gurkerl** (naturbelassen), **Brunnen-** oder **Gartenkresse**, **Schnittlauch** und pro Person 1 **Ei** (alles klein geschnitten) werden mit einer Marinade aus **Obstessig**, kaltgeschlagenem **Öl**, zerdrücktem **Knoblauch** und **Meersalz** vorsichtig gemischt, damit die Eistücke nicht zerfallen; mit **Radieschenscheiben**, **Kresse** und gehacktem **Ei** garnieren.

Salat (pikant)
K
1 **Gurke** in Würfel schneiden, 1 **Zwiebel** oder **Schalotten** klein hacken und frische oder eingefrorene **Maiskörner** kochen und dazugeben; aus kaltgeschlagenem **Öl**, **Molkeessig**, **Meersalz** und zerdrücktem **Knoblauch** eine Marinade herstellen und gut mit allen Zutaten vermischen; mit gehackter **Dille** und **Schnittlauch** bestreuen.

Sauerampfersalat
E
Sauerampfer gut waschen, klein schneiden, mit einer **Essig-Öl-Marinade** mischen, zu anderen Salaten mengen oder zur Garnierung verwenden.

Sauerkrautsalat (gekocht)
E
Das **Kraut** in wenig **Wasser** dünsten, mit **Zwiebel**, **Obstessig** und kaltgeschlagenem **Öl** vermengen und warm servieren.

Sauerkrautsalat (roh)
E + K
Selbstgemachtes oder gekauftes **Sauerkraut** aus dem Reformhaus etwas schneiden, mit **Zwiebel**, kaltgeschlagenem **Öl** (Eiweiß) vermischen oder eine Marinade aus **Sauerrahm**, **Zwiebel** und **Basilikum** (Kohlehydrate) verwenden.

Selleriesalat (gekocht)
E + K
Sellerieknollen werden gekocht, dann geschält, in Scheiben oder nudelig geschnitten und mit einer Marinade aus **Obstessig**, kaltgepreßtem **Öl**, **Meersalz**, kleingehackter **Zwiebel** (Eiweiß) oder mit **Sauerrahmdressing** (Kohlehydrate) vermengt.

Selleriesalat (roh)
E + K
Eine Marinade aus **Öl**, **Essig** und **Meersalz** bereiten, die geschälte **Sellerie** fein hineinraffeln (Eiweiß) (sie verfärbt leicht); oder man macht ein **Sauerrahmdressing** (Kohlehydrate) und streut **Schnittlauch** und feingehackte **Sellerieblätter** darüber.

SALATE

EIWEISS
KOHLEHYDRATE

Spargelsalat
K
Man schneidet den rohen, geschälten **Spargel** — soweit er noch zart ist — zu feinen Scheiben oder Streifen (der Rest wird für Cremesuppe verwendet), macht ein **Sauerrahmdressing** mit **Reformsenf, Petersilie** oder **Schnittlauch,** vermischt dies mit dem **Spargel** und garniert mit **Blattsalat.**

Topinambursalat (Erdartischoken)
E
Topinamburknollen gut waschen, in eine Marinade aus **Obstessig, Meersalz,** kaltgeschlagenem **Öl** und **Bierhefe** raspeln (wird leicht grau) und mit **Kerbel** oder **Dille** bestreuen.

Vogerlsalat
K
Den Salat putzen, gut waschen und mit einer Marinade aus **Öl, Essig** und **Meersalz** vermischen (schmeckt gut mit **Kartoffelsalat**) (Kohlehydrate).

Zichorisalat und Zuckerhutsalat
E
Wie „Chinakohlsalat" zubereiten.

Zucchinisalat
E + K
Zucchini feinblättrig schneiden, eventuell leicht überbrühen, mit **Meersalz** bestreuen, gut durchmischen und einige Zeit ziehen lassen; feingehackten **Knoblauch, Zitronenmelisse** und **Dille** darüberstreuen und mit einer **Essig-Öl-Marinade** (Eiweiß) oder einem **Sauerrahmdressing** (Kohlehydrate) vermischen.

Sommersalat
K
Es werden gelbe, grüne und rote **Paprika** ausgehöhlt, in Streifen geschnitten, heurige **Erdäpfel** gekocht, überkühlt und in Scheiben geschnitten, **Paradeiser** in kochendem Wasser blanchiert, die Haut abgezogen, geachtelt, **Radieschen** in feine Scheiben gehachelt, junge **Zwiebel** auch in Scheiben geschnitten, gekochte **Spargelspitzen,** halbierte **Oliven, Häuptel-, Eichblatt-** oder **Sommerendiviensalat** in die Schüssel gegeben, die anderen Zutaten darauf gehäuft, mit einer Marinade aus kaltgeschlagenem **Öl, Molkeessig,** etwas **Meersalz** übergossen, mit **Kresse, Kerbel** oder **Dille** bestreut, kurz kaltgestellt. Dies ist an heißen Tagen als Vollmahlzeit sehr erfrischend.

SUPPEN

EIWEISS
KOHLEHYDRATE

Suppen sollte man nicht zu Beginn einer Mahlzeit servieren, so wie es bei den meisten Menüs der Fall ist — viel besser eignen sich dafür Rohkostsalate und evtl. rohe Suppen.
Suppen sollten „Fast-Hauptspeisen" sein, sie sind leicht verdaulich und belasten den Magen nicht zu sehr. Besonders zu empfehlen sind Suppen als Abendessen.
Für **Gemüsesuppen** gibt es so viele Varianten, daß man immer wieder Neues auf den Tisch bringen kann. Alle Saisongemüse sind für klare und gebundene Suppen zu verwenden. Bei der Aufstellung der Kräuter finden Sie bestimmt auch Anregungen für abwechslungsreiches Würzen.
Rindsuppe ist für Kranke (besonders Gichtgefährdete) durch die Ablagerung von Harnsäure in den Gelenken sehr nachteilig und man sollte sie daher nicht zu oft kochen. Als Ersatz verwendet man das nachstehend angeführte Rezept einer Gemüsebrühe oder eine mit einem Gemüsebrühwürfel zubereitete Suppe, in die man die verschiedensten Einlagen geben kann.

Gemüsebouillon (Grundrezept)

Zwiebelscheiben und Knoblauch in wenig Reformmargarine andünsten; Gemüseabfälle wie Spargelschalen, Erbsenschoten, Fisolenschoten, Kohlrabiblätter und -schalen, Porree, Sellerieblätter, Karfiolstrünke usw., etwas Maggikraut (Liebstöckl) und Petersilwurzeln, alles kleingeschnitten, dazugeben, mit entsprechend viel Wasser ca. 20 Minuten kochen (noch besser 10 Minuten im Druckkochtopf) und dann abseihen. Man kann die Bouillon auch in kleinen Mengen sehr gut einfrieren.

Einlagen für klare Suppen

Eingetropftes
E + K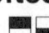

1 **Eidotter** wird mit etwas **Mineralwasser, Meersalz** und **Vollweizenmehl** zu einer dickflüssigen Masse gerührt (Kohlehydrate), in Suppe langsam eingekocht und mit **Kräutern** serviert. Zu Eiweißmahlzeiten ein ganzes **Ei** und **Sojamehl** verwenden (Eiweiß)!

Frittaten
E + K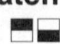

Ein **Ei** wird mit 1 EL **Obers**, etwas **Sojamehl** (Eiweiß) oder nur Dotter mit etwas **Vollkornmehl** (Kohlehydrate) und etwas **Meersalz** sowie nach Geschmack mit einer Prise **Muskat** oder **Majoran** verschlagen; in einer Omelettenpfanne etwas **Reformmargarine** erwärmen und die Eiermasse langsam stocken lassen; ausgekühlt in Streifen schneiden und in die heiße Suppe geben.

SUPPEN

EIWEISS
KOHLEHYDRATE

Die Frittaten mit Sojamehl können auch als Beilage zu einer Eiweißmahlzeit gegeben werden.

Grießnockerln Siehe Rezept S. 61.
K

Haferflocken- 1 **Dotter** mit 1 EL **Reformmargarine** oder **Butter, Meersalz**
nockerln und gehackter **Petersilie** abtreiben und mit 2 EL **Haferflocken**
K gut vermengen; kleine Nockerln in Suppe vorsichtig kochen und mit **Schnittlauch** bestreut servieren.

Nudelsuppe **Vollkornnudeln** oder **Grüne Nudeln** (Rezept S. 53) kernig ko-
K chen und in heißer Suppe mit **Schnittlauch** bestreut servieren.

Reissuppe Reste von gekochtem **Vollkornreis** — evtl. mit **Gemüse** — in
K heiße Suppe geben und mit **Kräutern** bestreuen.

Gebundene Suppen

Brennesselsuppe Junge **Brennesseln** waschen, in wenig, leicht gesalzenem
K **Wasser** einige Minuten überkochen und kleinhacken oder mixen; 1 kleine **Zwiebel** in **Reformmargarine** hell dünsten, 1 EL **Vollmehl** etwas mitrösten, mit **Gemüsebrühe** oder Wasser aufgießen, die Brennesseln, kleingehackte **Spinatblätter** und **Muskatnuß** dazugeben, nochmals aufkochen und mit **Salz** abschmecken; vor dem Anrichten mit einem **Dotter** und etwas **Sauerrahm** legieren und mit **Schnittlauch** oder **Kerbel** bestreuen.

Brotsuppe Altgebackenes **Vollkornbrot** wird in kleine Stücke geschnitten
(Schnittlsuppe) und in die Suppenteller gegeben; pro Person wird eine große
K **Knoblauchzehe** mit **Meersalz** zerdrückt, eine kleine **Zwiebel** fein nudelig geschnitten, beides in ein wenig **Margarine** oder **Butter** angedünstet und über das Brot gegeben; kochendes **Wasser** wird darübergegossen und wenn nötig noch gesalzen (etwas ziehen lassen).
Dies ist ein altes Hausrezept bei verdorbenem Magen. Ist dem Magen auch das Brot zu schwer, wirkt die leere Suppe schon Wunder.

Chinakohlsuppe **Chinakohl** fein schneiden, mit 1 **Zwiebel** in **Reformmargari-**
E **ne** andünsten, mit **Gemüsebrühe** oder **Wasser** aufgießen, sal-

SUPPEN

EIWEISS
KOHLEHYDRATE

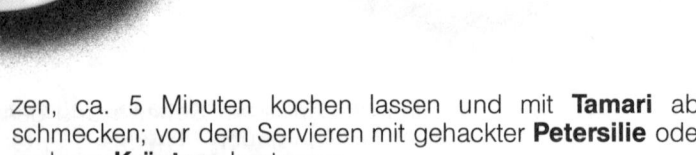

zen, ca. 5 Minuten kochen lassen und mit **Tamari** abschmecken; vor dem Servieren mit gehackter **Petersilie** oder anderen **Kräutern** bestreuen.

Erbsensuppe
K

Frische oder eingefrorene grüne **Erbsen** in **Wasser** oder **Gemüsebrühe** weichkochen; für 1 Liter Suppe 1—2 EL **Weizenvollmehl** in **Reformmargarine** andünsten, mit der Suppe ablöschen, mit **Meersalz** abschmecken und aufkochen lassen; vor dem Servieren mit gehackter **Petersilie** oder **Basilikum** bestreuen; für eine Cremesuppe einen Teil der Erbsen pürieren.

Erdartischoken-suppe (Topinambur)
K

Einige Knollen **Erdartischoken** werden geschält, kleinwürfelig geschnitten, in **Reformmargarine** mit grüner **Petersilie** gedünstet, mit etwas **Vollmehl** gestaubt, mit **Gemüsebrühe** aufgegossen und gut gekocht; die Suppe wird mit gerösteten **Vollkornbrot-Schnitten** zu Tisch gegeben und mit **Basilikum** oder **Kerbel** bestreut.

Fischcremesuppe
E

Zwiebel, Petersilwurzeln, Melanzani, Sellerie und **Porree** klein schneiden und in **Butter** andünsten; **Fischabfälle** dazugeben, ebenso einige grüne **Pfefferkörner,** 1 **Lorbeerblatt, Nelken, Gemüsebrühe** und **Milch;** die Suppe auf schwacher Hitze ca. 20 Minuten lang kochen lassen; Fischabfälle herausheben, von den Gräten lösen und die Suppe pürieren; **Milch, Eigelb, Zitronensaft** und etwas **Sojamehl** verquirlen, zur Suppe rühren und erhitzen; **Fischfleisch** und eine Tasse gekochtes **Gemüse (Erbsen, Karfiol, Karotten)** darin erhitzen und mit **Petersilie** oder **Kerbel** bestreuen.

Fischsuppe
E

Fischabfälle (Kopf, Schwanzstücke) kocht man in genügend **Wasser** mit **Lorbeerblatt, Meersalz, Wacholder-** und grünen **Pfefferkörnern** und seiht ab; in dieser Brühe kocht man **Wurzelwerk;** wenn dieses fast weich ist, gibt man die **Innereien** eines **Karpfens (Milch** oder **Rogen)** dazu, läßt noch kurz kochen und seiht dann ab; das von den Fischstücken abgelöste Fleisch, die Innereien und das Wurzelwerk schneidet man fein nudelig, gibt alles in die Suppe, legiert mit 1 **Dotter** und bestreut mit einigen gehackten **Walnüssen** und grüner **Petersilie.**

Fischsuppe — Marseiller Art
E

Geschnittene **Zwiebeln** und **Lauch** in **Öl** dünsten, bis sie weich sind, und mit **Wasser** und **Wein** aufgießen; grobgehackte **Paradeiser,** frischen **Fenchel,** kleingehackte **Paprika,** wenig in

32

SUPPEN

EIWEISS
KOHLEHYDRATE

Streifen geschnittenen **Sellerie** und geschnittene **Karotten**, gehackten **Knoblauch, Thymian, Petersilienstengel, Lorbeerblatt, Meersalz,** etwas **Safran** und grünen **Pfeffer** dazugeben und 30 Minuten bei mäßiger Hitze kochen lassen; dann kleingeschnittene **Fische** jeglicher Art zugeben und noch 5 bis 10 Minuten ziehen lassen.

Fischsuppe — spanisch
E

Zwiebeln in kaltgeschlagenem **Öl** andünsten, in 1 cm große Würfel geschnittene **Fischfilets** und gehackten **Knoblauch** dazugeben und gut verrühren; etwas **Weißwein, Salz,** grünen **Pfeffer** und **Lorbeerblatt** zugeben und 5 Minuten langsam kochen lassen; Fischwürfel mit einem Sieb aus der Suppe heben und in eine Suppenschüssel geben; geschälte **Paradeiser** und **Gemüsebrühe** im Topf stark kochen lassen und mit **Sojamehl,** das mit etwas **Weißwein** angerührt wird, binden; mit geriebenem **Käse** und **Schnittlauch** servieren.

Frühlingskräutersuppe
K

Gemüsebrühe oder aus **Gemüsewürfel** bereitete Suppe dickt man mit einer Einmach aus **Reformmargarine** und **Weizenvollmehl** ein oder läßt sie natur, hackt **Frühlingskräuter** wie **Brennesseln, Sauerampfer, Gänseblümchenblätter** und **-blüten, Bärlauch** usw. ganz fein und gibt diese in die fertige Suppe; vor dem Servieren legiert man mit 1 **Dotter** und **Sauerrahm** und streut **Schnittlauch, Borretsch** oder **Kresse** darüber.

Gänseblümchensuppe
E + K

Eine **Zwiebel** fein hacken, leicht in **Reformmargarine** andünsten, 2—3 Handvoll feingehackte, frische **Gänseblümchenblätter** und auch einige **Blüten** sowie ein paar **Brennesselblätter** oder **Sauerampfer** mitdünsten, mit **Wasser** oder **Gemüsebrühe** aufgießen, weichkochen und vor dem Servieren mit 1 EL **Sauerrahm** legieren.

Gemüsecremesuppe
K

Gemüse der Jahreszeit kochen; im Mixer mit einigen **Salat-** oder **Spinatblättern** oder jungen **Brennesseln** und 1 EL **Vollkornmehl** pürieren und nochmals aufkochen; zum Schluß 1 Stückchen **Butter** oder **Reformmargarine** oder **Sauerrahm** dazugeben; mit **Petersilie** oder **Kerbel** bestreuen.

Gemüsesuppe (gekocht)
E + K

Hiezu kann man jegliches **Gemüse** der Saison verwenden. Nur bei Paradeisern muß man vorsichtig sein. Soll nach der Suppe eine Kohlehydratmahlzeit folgen, dürfen keine gekochten Paradeiser dabei sein.

SUPPEN

EIWEISS ■
KOHLEHYDRATE ■

Die verschiedenen Gemüsesorten gut waschen, nudelig oder würfelig schneiden, **Karfiolröschen** zerteilen; alles in der benötigten Menge **Wasser** mit Zusatz von **Meersalz** weichkochen; ein Stückchen **Butter** oder **Reformmargarine** beifügen und mit gehackter **Petersilie, Schnittlauch, Dille** oder **Kerbel** bestreuen.
Man kann diese Suppe natur belassen oder einen Teil davon mit einer gekochten **Kartoffel** pürieren.
Wer gerne eine dickere Suppe hat, kann auch etwas **Vollkornmehl** in ein wenig **Reformmargarine** andünsten und diese Einmach dazugeben, die Suppe damit nochmals aufkochen und die **Kräuter** erst nachher hineingeben (Kohlehydrate).

Gemüsesuppe (roh)
E + K ■■

Ein Stück **Sellerie**, 1 **Karotte, Petersilie** oder **Pastinak**, ein paar **Kraut-** oder **Chinakohlblätter**, 1 Stück **Porree** und evtl. 1 **Paradeiser** im Mixer mit wenig **Wasser** pürieren; in eine heiße **Gemüsebrühe** schütten, kleingeschnittenen **Sauerampfer, Petersiliengrün, Basilikum** oder **Kerbel** dazugeben, ebenso 1 Stückchen **Butter**; nochmals durchrühren, in Suppentassen anrichten und evtl. mit einem Tupfen **Sauerrahm** verzieren.

Gemüsesuppe (roh) mit Joghurt
E ■

1 **Paprikaschote**, 1 Stück frische **Gurke**, 1 kleine **Zwiebel**, etwas **Knoblauch**, 1 jungen **Kohlrabi**, 1 EL kaltgeschlagenes **Öl** und 1 Spritzer **Obstessig** mixt man nicht zu fein, gibt ½ l **Joghurt** oder **Buttermilch** dazu und stellt kalt; vor dem Servieren gibt man in Würfel geschnittene, abgehäutete **Paradeiser** und **Kräuter** (**Kerbel, Dille, Schnittlauch, Pimpernelle** usw.) dazu.

Gerstencremesuppe
K ■

30 bis 40 g feingemahlene **Gerste** in ¼ **Gemüsebrühe** einrühren, 10 Minuten leicht kochen lassen, mit gemahlenem **Kümmel** und **Fenchel** sowie **Meersalz** würzen und 15 Minuten quellen lassen; langsam essen!
Diese Suppe ist sehr gut für Magenkranke — sie sollte einige Tage lang gegessen werden. Für Gesündere gibt man ein Stückchen **Butter** und **Kräuter** dazu.

Gesundheitssuppe
E + K ■■

Im Frühjahr sammelt man die noch zarten Blätter von **Löwenzahn, Gundelrebe, Spitzwegerich, Gänseblümchen, Erdbeeren, Kerbelkraut, Petersilie** und **Sauerampfer** (später nur die letzten drei); diese Kräuter sowie einige Blätter **Kopfsalat** werden gut gewaschen, nicht zu fein geschnitten, in etwas **Butter** oder **Reformmargarine** angedünstet, mit kochendem

SUPPEN

EIWEISS
KOHLEHYDRATE

Wasser aufgefüllt, gesalzen und weichgekocht; mit einem **Dotter** und etwas **Sauerrahm** legieren und mit viel **Schnittlauch** bestreut servieren.

Grießsuppe
K

Pro Tasse Suppe dünstet man in etwas **Reformmargarine** einen Eßlöffel **Grieß** kurz durch, löscht mit kochendem **Wasser** ab, salzt, gibt einen **Gemüsewürfel** dazu, läßt kurze Zeit kochen und gibt vor dem Anrichten **Petersilie, Schnittlauch** oder **Kerbel** darüber; man kann auch mit einem **Dotter** legieren.

Großmutters Sommersuppe
E + K

1 l **Wasser** wird zum Kochen gebracht; inzwischen verquirlt man 2 **Dotter** mit etwas kaltem Wasser und **Meersalz,** schüttet das kochende Wasser darauf, schlägt mit der Schneerute gut durch und gibt viel feingeschnittenen **Schnittlauch** darüber; zu Kohlehydratmahlzeiten kann man in **Butter** leicht angeröstete **Vollkornbrotwürfel** servieren (Kohlehydrate).
Vor Eiweißmahlzeiten kann man das ganze **Ei** verwenden, dazu aber kein Brot geben (Eiweiß).

Gurkensuppe
E + K

Eine mittelgroße **Gurke** schälen oder ungeschält kleinschneiden, in ½ l **Wasser** mit etwas **Meersalz** und 2 zerdrückten **Knoblauchzehen** weichkochen; im Mixer pürieren, feingehacktes **Dillkraut** und **Borretsch,** 3 EL **Sauerrahm** und ein kleines Stück **Butter** dazugeben (Eiweiß). Will man die Suppe dicker haben, kann man eine gekochte **Kartoffel** mitmixen, dann aber nicht vor einer Eiweißmahlzeit servieren (Kohlehydrate).

Haferflockensuppe
K

Haferflocken werden in etwas **Reformmargarine** ganz leicht angedünstet, mit kochendem **Wasser** aufgegossen, gesalzen und einige Minuten gut durchgekocht; vor dem Anrichten kann man die Suppe mit 1 EL **Sauerrahm** verbessern und mit **Schnittlauch** oder grüner **Petersilie** bestreuen.

Hühnersuppe
E

Man kocht ein **Suppenhuhn** in der Art wie Kalbskopfsuppe und schneidet einen Teil des Brustfleisches hinein. Den Rest des Fleisches kann man faschieren und „Faschierte Hühnerlaibchen" (Rezept S. 68) daraus machen.

Käsesuppe
K

2 EL **Vollkornmehl** werden in 2 EL **Reformmargarine** leicht angedünstet, mit **Gemüsebrühe** aufgegossen und 2 Ecken **Vollrahmkäse** darin aufgelöst; die Suppe wird mit etwas **Mus-**

SUPPEN

EIWEISS
KOHLEHYDRATE

kat, **Salz,** 2 EL **Sauerrahm** und 2 Handvoll frischen **Kräutern (Kerbel, Schnittlauch** oder **Petersilie)** abgeschmeckt und evtl. mit kleinen Stücken von leicht angeröstetem **Vollkornbrot** (mit **Vollrahmkäse** bestrichen) serviert.

Kalbskopf- oder Kalbsknochensuppe
E

1 halben **Kalbskopf** oder **Kalbsknochen** kocht man mit **Wurzelwerk, Lorbeerblatt** und einigen **Wacholderbeeren,** bis das Fleisch weich ist; die Suppe abseihen, das Wurzelwerk und das von den Knochen gelöste Fleisch nudelig schneiden und in die Suppe geben; reichlich mit **Schnittlauch** oder grüner **Petersilie** bestreuen.
Als Einlage kann man **Frittaten** oder **Eingetropftes** (Eiweiß) geben.

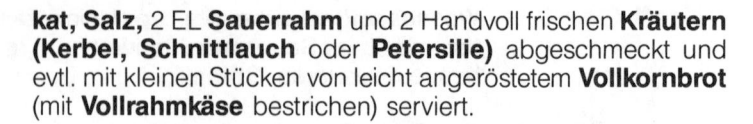

Karfiolsuppe
K

Den **Karfiol** einige Zeit in **Salzwasser** legen, in kleine Röschen zerteilen und in gesalzenem **Wasser** weichkochen; 2 EL **Weizenvollmehl** in etwas **Reformmargarine** leicht andünsten, mit der Suppe aufgießen und einen **Gemüsewürfel** dazugeben; den Strunk vom Karfiol kann man mitkochen, passieren und zur Suppe geben; mit **Dotter** legieren, etwas **Sauerrahm** dazugeben und mit **Kräutern** bestreuen; das Ganze passiert ergibt eine vorzügliche Cremesuppe.

Karottensuppe — italienisch
K

Einige geputzte **Karotten** kleinschneiden, in wenig **Wasser** dünsten, salzen, 1 EL **Vollkornmehl** dazugeben, mit **Gemüsebrühe** aufgießen und weichkochen lassen; in einer Suppenschüssel 1 **Dotter** mit 3—4 EL **Sauerrahm** versprudeln und die Suppe unter ständigem Rühren langsam dazugeben; mit feingehackter **Petersilie** bestreuen.

Kartoffelpürreesuppe
K

¼ kg mehlige **Kartoffeln** in ½ l **Gemüsewürfelsuppe** kochen und pürieren; 2 EL feingehackte **Dille** in 1 EL **Reformmargarine** kurz anlaufen lassen, mit der Suppe aufkochen, vom Feuer nehmen, ⅛ l **Sauerrahm** mit 1 **Dotter** versprudeln, in die Suppe rühren und mit **Dille** bestreut sofort servieren.

Kartoffelsuppe
K

In 1 l **Wasser** werden 4 mittlere, geschälte und gewürfelte **Kartoffeln** mit **Meersalz,** einem Kaffeelöffel **Kümmel** und einem **Lorbeerblatt** weichgekocht; die Suppe kann naturbelassen bleiben oder mit etwas **Vollkornmehl** eingedickt werden; vor dem Servieren gibt man frische, feingehackte **Kräuter (Petersilie, Kerbel** oder **Basilikum)** und ein Stückchen **Butter** oder **Reformmargarine** dazu.

SUPPEN

EIWEISS
KOHLEHYDRATE

Kraft-Gemüse-Brotsuppe
K
In 1 l **Gemüsebrühe** gibt man kleinwürfelig geschnittene **Karotten, Sellerie, Petersilienwurzeln,** einige Blätter **Weißkraut, Kohl** oder **Chinakohl** und evtl. **Porree** und läßt dies nicht zu weich kochen; wenn nötig, kann man etwas **Meersalz** zugeben; inzwischen zerdrückt man einige Zehen **Knoblauch** mit **Meersalz,** schneidet vom **Vollkornbrot** dünne Scheiben, bestreicht diese mit dem **Knoblauch** und röstet die Scheiben in etwas kaltgeschlagenem **Sonnenblumenöl** auf beiden Seiten leicht an; die Brotscheiben werden in die Suppentassen gelegt und darauf die heiße Gemüsesuppe, die vorher mit einem **Dotter** legiert wurde, gegossen; mit **Dille, Kerbel** oder **Petersilie** bestreut und evtl. mit einem Löffel **Sauerrahm** verziert servieren.

Kressesuppe — französisch
E
Eine **Zwiebel** sehr fein hacken und in **Butter** andünsten; **Kresse** (junge Blätter) gut waschen, die Hälfte davon zur Zwiebel geben, noch ein wenig mitdünsten, mit **Gemüsebrühe** aufgießen, kurz aufkochen lassen, salzen, eine rohe **Kartoffel** hineinreiben und nicht mehr kochen lassen; mit **Muskat,** 2 EL **Sauerrahm** und einem Schuß **Tamari** abschmecken; die restliche Kresse dazurühren.

Kümmel- oder Einbrennsuppe
K
In **Reformmargarine** oder **Butter** wird pro Person 1 EL **Vollkornmehl** und ein schwacher Kaffeelöffel ganzer **Kümmel** angedünstet, mit kochendem **Wasser** aufgegossen, mit **Meersalz** abgeschmeckt, gut durchgekocht und mit **Petersilie** bestreut serviert; die Suppe kann mit einem Löffel **Sauerrahm** verbessert werden.
Wer den Kümmel nicht will, kann die Suppe seihen; gehaltvoller ist sie jedoch ungeseiht.

Magisters Fischsuppe
E
Verschiedene **Meeresfische** in mundgerechte Stücke schneiden und mit gehackten **Schalotten,** geschälten, kleingeschnittenen **Paradeisern** und feingeschnittener grüner **Petersilie** in einen Topf schichten, etwas **Anis,** grüne **Pfefferkörner, Meersalz** und evtl. etwas **Safran** dazugeben, mit **Mineralwasser** und **Wein** bedecken, 1 EL kaltgeschlagenes **Olivenöl** dazugeben, bis zum leichten Sieden bringen und 20 Minuten ziehen lassen; sofort servieren.

Nudelsuppe
K
In eine gut abgeschmeckte **Gemüsebrühe,** in der **Wurzelwerk** und etwas **roter** und **grüner Paprika** weichgekocht

SUPPEN

EIWEISS
KOHLEHYDRATE

wurden, kocht man **Vollmehlnudeln** ein; man bestreut die fertige Suppe mit **Kräutern.**

Panadelsuppe

K

Zur Panadelsuppe verwendet man gewöhnlich **Weißbrot,** sie schmeckt aber auch sehr gut mit **Vollkornbrot** oder **Germgebäck.**
Altgebackenes **Brot** wird geschnitten und mit **Gemüsebrühe** gut gekocht; hat sich das Brot zerkocht, wird die Suppe gut versprudelt, mit 1 oder 2 **Dottern** legiert und mit **Schnittlauch** bestreut serviert.

Paradeissuppe (gekocht)

E

Von frischen **Paradeisern** den Stielansatz ausschneiden, pürieren (oder eingekochte oder tiefgefrorene nehmen), aufkochen lassen und mit **Salz, Thymian** und etwas **Rosenpaprika** würzen; evtl. mit einem Löffel **Sojamehl,** das mit etwas **Wasser** angerührt wurde, eindicken.

Paradeissuppe (roh)

E + K

Vollreife **Paradeiser** waschen, den Stielansatz ausschneiden und im Mixer pürieren; mit **Meersalz,** feingehackter **Petersilie,** etwas **Basilikum** abschmecken, evtl. mit etwas **Wasser** verdünnen und in Suppenschalen servieren; man kann auch etwas **Taki-Taki** dazugeben (Eiweiß).
Diese Suppe ist sehr durstlöschend.

Paradeissuppe (roh) mit Joghurt

E + K

Paradeiser (am besten frisch gepflückt) vom Stielansatz befreien, im Mixer pürieren (ca. ½ kg); mit 2 Bechern **Joghurt** oder **Bioghurt** und ¼ l **Milch** (Eiweiß) oder mit 2 Bechern **Sauerrahm** (Kohlehydrate) und 1 Becher **Mineralwasser** und **Meersalz** verrühren und kaltstellen; vor dem Servieren mit feingehackter **Petersilie** und **Basilikum** bestreuen und mit einem Tupfen **Schlagobers** verzieren.

Porreesuppe

K

Pro Person eine schöne **Porreestange** putzen, gut waschen, in Ringe schneiden und in ¼ l **Wasser** und etwas **Meersalz** weichkochen; die Suppe entweder mit etwas **Vollmehl** stauben oder natur belassen oder eine **Kartoffel** hineinreiben; evtl. passieren; mit gehackter **Dille** und einem Stück **Butter** abschmecken und mit einem Tupfen **Rahm** verziert anrichten.

Rahmsuppe

K

1 l **Wasser** mit **Meersalz** und ganzem **Kümmel** zum Kochen bringen; ⅛ l **Sauerrahm** wird mit 4 EL frischgemahlenem **Vollkornmehl** verrührt, in das kochende Wasser gesprudelt und ein paar Minuten lang gekocht (Vorsicht, läuft gern über!); will

SUPPEN

EIWEISS
KOHLEHYDRATE

man den Kümmel nicht mitessen, die Suppe seihen; gehaltvoller ist sie ungeseiht; mit **Vollkornbrot,** mit in der Schale gekochten **Kartoffeln** oder **Folienkartoffeln** ergibt die Suppe ein reichliches Abendessen.

Reisschleim- Will man den Magen einmal ganz ausspannen lassen, macht
suppe man eine Reisschleimsuppe; dazu werden in 1 l **Wasser**
K ■ 4—5 EL **Vollreis** weichgekocht und mit etwas **Meersalz** gewürzt; am besten kocht man den Reis einige Stunden vor Bedarf und gibt ihn zum Ausdünsten in ein Thermosgefäß; benötigt man die Suppe aber nicht nur als Gesundmacher, kann man vor dem Servieren ein Stückchen **Butter** dazugeben und mit **Petersilie** oder anderen **Kräutern** bestreuen.

Reissuppe nach Der **Reis** wird wie oben gekocht; man gibt noch eine **Karotte,**
Bauernart ein Stück **Sellerie, Petersilienwurzel** und ein wenig **Kuttel-**
K ■ **kraut** (Quendel) (alles kleingeschnitten) dazu; wenn alles weich ist, verrührt man einen **Dotter** mit 2 EL **Rahm,** schüttet die heiße Suppe darüber und bestreut sie mit viel feingeschnittenem **Schnittlauch.**

Spargelcreme- Man kann dazu billigeren Spargel oder — falls man die Köpfe
suppe anderweitig verwenden will — die etwas weniger zarten unteren
K ■ Teile verwenden.
Spargel wird gewaschen, geschält, in Stücke geschnitten, in **Salzwasser** gekocht und passiert; aus **Reformmargarine** wird eine helle Einmach hergestellt, mit dem Spargelwasser aufgegossen, aufgekocht und mit wenig **Muskatnuß** abgeschmeckt; evtl. einige **Spargelköpfchen** dazugeben und mit einem gehackten, hartgekochten **Eidotter, Schnittlauch** und **Petersilie** bestreut servieren.

Zwiebelsuppe Pro Person eine mittlere **Zwiebel** in feine Ringe schneiden und
K ■ diese in nicht zu heißem **Cocosfett** oder kaltgeschlagenem **Öl** andünsten lassen (nicht braunbraten!); mit kochendem **Wasser,** ¼ l pro Tasse Suppe, aufgießen, mit **Meersalz** abschmecken und die Zwiebel weichkochen; inzwischen dünne **Vollkornschnitten** mit **Knoblauch** einreiben, mit etwas **Butter** und gut mit **Vollrahmkäse** bestreichen und diese im Rohr oder am Griller leicht überbacken; die Suppe mit einem Spritzer **Weißwein** ablöschen, in Suppentassen füllen, die Brote daraufgeben und mit rotem **Paprikapulver** bestreuen; auch **Schnittlauch** sollte darauf nicht fehlen.

GEMÜSE

EIWEISS ▬
KOHLEHYDRATE ▬

Am besten verwendet man Gemüse aus dem eigenen Garten oder frisch vom Bauern, möglichst von naturgedüngtem Boden. Man sollte immer darauf achten, daß grünes Gemüse nicht welk ist, daß der Karfiol fest und weiß ist, daß Rüben, Radieschen usw. knackig hart sind, um möglichst viele Vitamine zu erhalten.

Das Gemüse soll in ganz wenig Wasser im Dampf nicht zu lange kochen, das Gemüsewasser sollte für verschiedene Suppen und andere Gerichte verwendet werden. Einbrennen ist weitgehend zu vermeiden, das Gemüse sollte möglichst natur serviert werden. Fett gibt man am besten erst am Ende der Kochzeit dazu, so ist das Gemüse am gesündesten und wird am leichtesten verdaut.

Für den Winter kann man mit einem Tiefkühlgerät gut vorsorgen. So hat man in der Jahreszeit, in der Gemüse teuer oder oft schwer zu bekommen ist, stets einen Vorrat.

Broccoli
N ▬▬
werden vorsichtig im Dampf weichgekocht, mit zerlassener **Butter** begossen und zu Kartoffeln, Reis oder einer Sojamahlzeit gegeben.

Chinakohlgemüse
K ▬
Den **Chinakohl** der Länge nach halbieren, gut waschen und den Strunk herausschneiden; dann in Streifen schneiden, in wenig kochendes **Salzwasser** legen, **Kümmel** dazugeben und weichkochen lassen; eine lichte Einmach aus **Reformmargarine** und **Weizenvollmehl** zubereiten, zum Gemüse geben, aufkochen lassen und vor dem Servieren mit 1 EL **Sauerrahm** vermischen.

Gemüsegulasch
E + K ▬▬
Kohlrabi, Sellerie, Karotten, grüne oder gelbe **Fisolen, Paprikaschoten** und ein Stück **Kürbis** in kleine Stücke schneiden, feingehackte grüne **Petersilie, Sellerieblätter, Thymian** und **Liebstöckl** dazugeben, mit **Kümmel, Rosenpaprika** und **Meersalz** würzen und in wenig **Wasser** dünsten; feingeschnittene **Zwiebeln** entweder mitdünsten oder in wenig **Cocosfett** leicht andünsten und vor dem Fertigkochen zerdrückten **Knoblauch** daruntermischen.

Man kann das Gulasch natur belassen (Eiweiß), aber auch mit **Vollkornmehl** stauben, oder eine Kartoffel hineinreiben (Kohlehydrate); nochmals aufkochen und dann 1 EL **Sauerrahm** dazugeben.

40

GEMÜSE

EIWEISS
KOHLEHYDRATE

Gemüse mit Weizen im Römertopf

K

Den Römertopf ca. ½ Stunde in kaltes **Wasser** legen, dann gibt man eine Lage verschiedenes kleingeschnittenes **Gemüse** hinein, salzt und streut **Petersilie, Kerbel, Bohnenkraut** oder andere Gewürze darüber; den **Weizen** (es kann auch **Gerste** oder **Buchweizen** sein) kocht man in **Salzwasser** weich und gibt eine Lage über das Gemüse, darauf kommt wieder Gemüse und Getreide; 1 **Dotter** versprudelt man mit **Sauerrahm** — nach Geschmack etwas **Muskatnuß, Thymian** oder **Majoran** dazugeben —, gießt diese Mischung darüber und läßt das Ganze ca. 20 Minuten im Rohr dünsten.

Gemüsepfanne mit Schafkäse

E

Eine **Melanzani** in Scheiben schneiden, mit **Meersalz** bestreuen und ¼ Stunde stehen lassen; 2 **Zwiebeln** in Scheiben schneiden, **gelbe, grüne** und **rote Paprika** nudelig schneiden; **Reformmargarine** erwärmen, Melanzani, Paprika und Zwiebeln darin ca. 10 — 15 Minuten dünsten; dann geviertelte, kleinere **Paradeiser** dazugeben, kurz mitdünsten; 2 **Eier** und 4 EL **Sauerrahm** mit etwas **Meersalz** abschlagen, über das Gemüse gießen, mit **Schafkäse** bestreuen und alles im Rohr ca. 20 Minuten stocken lassen; mit feingeschnittenem **Schnittlauch** bestreuen.

Karfiol

N

Eine schöne Rose **Karfiol** wird ca. ½ Stunde in Salzwasser gelegt und dann in wenig **Salzwasser** gedämpft (am besten in einem Dampfeinsatz); vorsichtig mit dem Dampfeinsatz herausnehmen und auf eine Platte geben; entweder mit zerlassener **Butter** und grüner **Petersilie** übergießen oder mit **Bergkäse** bestreuen.

Karfiolauflauf

E

Eine feuerfeste Form mit **Reformmargarine** ausfetten, den gedämpften **Karfiol** in Röschen zerteilen und eine Lage davon in die Form geben, darüber faschierte **Fleischreste** verteilen, mit feingehackter **Petersilie, Basilikum, Beifuß** oder **Pimpernelle** bestreuen und obenauf wieder Karfiol schichten; 2 **Dotter** mit ¼ l **Sauerrahm** versprudeln, über den Karfiol gießen, mit **Reibkäse** bestreuen und ca. 20 Minuten im Rohr überbacken.

Karfiol (eingemacht)

K

Karfiol auswässern, in Röschen zerteilt in wenig **Wasser** und **Meersalz** weichkochen; aus **Reformmargarine** und **Vollkornmehl** eine Einmach bereiten, mit dem Sud aufgießen und den Karfiol in der Soße aufkochen; vor dem Servieren 1 EL **Sauerrahm,** feingehackte **Petersilie** oder andere **Kräuter** dazugeben.

41

GEMÜSE

EIWEISS ■
KOHLEHYDRATE ■

Karfiol (gratiniert)
K ■

Eine Rose **Karfiol** in Salzwasser ca. ½ Stunde auswässern und in wenig **Salzwasser** weichkochen; **Reformmargarine** erwärmen, **Weizenvollmehl** darin leicht andünsten, mit **Mineralwasser** und einigen EL **Sauerrahm** aufgießen, salzen und 1 **Dotter, Bergkäse** und etwas **Muskatnuß** einrühren; den Karfiol in eine feuerfeste Form geben, die Mischung darübergießen, mit **Butterflocken** und **Vollkornbröseln** bestreuen und im Rohr kurz backen.

Karfiolpüree
K ■

Einen mittleren **Karfiol** im Dampf weichkochen; ebenso ca. 250 g mehlige **Kartoffeln;** Karfiol und Kartoffeln pürieren, mit **Sauerrahm,** evtl. etwas Sudwasser vom Karfiol, gemahlenem **Kümmel** und **Muskatnuß** sowie **Meersalz** abschmecken und einen **Dotter** und ein Stück **Butter** darunterrühren; in eine gefettete, feuerfeste Form geben, leicht mit **Paprikapulver** bestreuen und im Rohr überbacken.

Karotten (gedünstet)
E + K ■■

Karotten werden entweder würfelig oder nudelig geschnitten und in ganz wenig **Wasser,** dem **Meersalz** und **Kümmel** beigegeben wird, gedämpft (das Wasser soll ziemlich einkochen!); vor dem Servieren werden die Karotten mit gehackter grüner **Petersilie, Kerbel** oder **Basilikum** bestreut und evtl. wird etwas **Rahm** darübergegeben oder ein Stückchen **Butter** daruntergemischt.

Kochsalat mit Erbsen
K ■

Den **Kochsalat** putzen, waschen, in kochendem **Salzwasser** weichkochen, abseihen und hacken (nicht passieren); gehackte **Zwiebel** in **Reformmargarine** andünsten, mit **Vollkornmehl** eine Einmach herstellen und mit dem Sud aufgießen; junge **Erbsen** (frische oder gefrorene) dazugeben, mit **Muskatnuß** und zerdrücktem **Knoblauch** abschmecken, mit dem Kochsalat kurz aufkochen und vor dem Servieren mit **Sauerrahm** legieren.

Man kann für Kochsalat auch die äußeren **Blätter** oder einen **ganzen Häuptelsalat,** der zum Rohessen nicht schön genug ist, verwenden.

Kohleintopf
K ■

Der **Kohl** wird gut gewaschen, nudelig geschnitten und in **Salzwasser** gekocht; dazu gibt man würfelig geschnittene **Kartoffeln, Kümmel** und junge, kleingehackte **Bibernellblätter** oder **Beifuß;** ist das Gemüse fast weich, rührt man **Sauerrahm** mit **Vollkornmehl** ab, gibt dies zum Gemüse und läßt es gut ko-

GEMÜSE

EIWEISS
KOHLEHYDRATE

chen; vor dem Anrichten kann man noch ein Stück **Butter** oder **Reformmargarine** dazugeben.

Kohllaibchen
K
Kohl waschen, grob hacken und im Dampf nicht zu weich kochen; gekochte **Kartoffeln** durch die Presse drücken, mit feingehackter **Zwiebel, Meersalz,** zerdrücktem **Knoblauch, Petersilie** und 1 **Dotter** gut vermengen, Laibchen formen und im Rohr in gefetteter Pfanne backen.

Kohlrabigemüse
K
Kohlrabi schälen, würfelig schneiden und in wenig **Salzwasser** weichdünsten; nach halber Kochzeit eine feingehackte **Zwiebel, Pfefferminze, Gartenkresse** oder **Kerbel,** die kleinen **Kohlrabiblätter,** etwas **Muskatnuß** und ein Blatt **Liebstöckl** dazugeben und fertigdünsten; evtl. mit **Vollkornmehl** stauben; vor dem Anrichten gekörnte **Gemüsebrühe** und ein Stückchen **Butter** dazugeben.

Kohlrabipüree
K
Kohlrabi schälen, kleinschneiden, in wenig **Salzwasser** dämpfen, passieren, mit der gleichen Menge **Kartoffelpüree,** einem Stückchen **Butter** oder **Reformmargarine** und nach Geschmack feingehackter **Petersilie,** kleinen **Kohlrabiblättern** und **Kerbel** gut flaumig schlagen.

Kohlrouladen
K
Kohlblätter blanchieren und die Rippen mit dem Fleischklopfer weichklopfen; für die Fülle gekochten **Naturreis** mit **Erbsen** (frisch oder gefroren), etwas **Salz, Majoran** und **Tartex** (eine braune Soße) mischen; die Blätter damit füllen, einrollen und in eine gefettete Pfanne legen; **Gemüsebrühe** mit **Tartex** abschmecken, darübergeben und langsam dünsten; vor dem Servieren auf jede Rolle etwas **Sauerrahm** geben.

Krautauflauf — Linzer Art
E
Einen kleinen **Krautkopf** nudelig schneiden; 1 große **Zwiebel** grob hacken und glasig dünsten; 250 g **Faschiertes (Rind- und Kalbfleisch** oder auch **Hühner-** oder **Lammfleisch),** etwas grünen **Paprika,** ganz wenig **Pfefferoni, Meersalz** und 2 Zehen zerdrückten **Knoblauch** kurz durchrösten; das Kraut, **Rosenpaprika,** 1 Tasse **Gemüsebrühe, Taki-Taki** und **Tamari,** feingehackte **Petersilie** und **Sellerieblätter** dazumischen und so lange dünsten, bis die Flüssigkeit verflüchtigt ist; in eine gefettete, feuerfeste Form geben; 1 **Ei** mit ⅛ l **Sauerrahm** absprudeln, darübergießen, mit geriebenem **Schafkäse** oder anderem **Reibkäse** bestreuen und ca. ½ Stunde im Rohr backen.

GEMÜSE

EIWEISS
KOHLEHYDRATE

Krautrouladen werden ebenso hergestellt wie „Kohlrouladen".

K

E Sowohl **Kohl-** als auch **Krautrouladen** können mit einer Fülle aus gekeimten **Sojabohnen, Fleischresten,** einem **Ei,** gehackter **Zwiebel** und **Meersalz** zubereitet werden.

N **Gurken** und **Zucchini** kann man ebenso mit den beiden angeführten Füllen zubereiten und in Gemüsebrühe fertigdünsten.

Kürbisgemüse Einen **Speisekürbis** schälen, das weiche Innere mit einem Löffel herauskratzen (bei ganz jungen Kürbissen kann man das Innere mitverwenden); das Feste nudelig raffeln und entweder in **Cocosfett** dünsten oder in ganz wenig **Wasser** — der Kürbis enthält selbst viel Flüssigkeit — **Meersalz** und **Kümmel** weichdünsten; **Vollkornmehl** mit **Sauerrahm** vermischen, einrühren und noch kurz aufkochen; vor dem Servieren reichlich feingehackte **Dille** daruntermengen und evtl. etwas zerdrückten **Knoblauch** dazugeben.

K

Kürbis-Gratin Einen mittleren **Kürbis** schälen, entkernen, in kleine Würfel schneiden und in **Vollkornmehl** wenden; eine feuerfeste Form gut ausfetten und den Kürbis hineingeben; 6 große **Knoblauchzehen** in der Presse zerdrücken, **Petersilie** oder **Dille** fein hacken, beides über den Kürbis streuen, salzen und **Butter-** oder **Margarineflöckchen** darübergeben; im Rohr bei mittlerer Hitze backen lassen (keine Flüssigkeit dazugeben, der Kürbis beinhaltet genug!).

K

Letscho Kleingehackte **Zwiebel** und nudelig geschnittene **Paprikaschoten** in etwas **Cocosfett** andünsten, geschnittene **Paradeiser,** frisches oder getrocknetes **Basilikum** und **Kerbel** dazugeben und weichdünsten; zuletzt kommt noch 1 EL **Sauerrahm** darüber.

E

Melanzani (Auberginen) **Melanzani** schälen, in Würfel schneiden und mit kaltgeschlagenem **Öl,** frischer **Zitronenmelisse, Petersilie, Majoran, Thymian** und **Meersalz** weichdünsten; vor dem Servieren **Sauerrahm** und gehackte **Dille** darübergeben.

N

Melanzani (Auberginen) (gefüllt) Pro Person ½ mittlere **Melanzani** verwenden; die Frucht waschen, der Länge nach halbieren und das Fruchtfleisch herausnehmen; **faschiertes Rindfleisch** (kann auch mit **Kalbfleisch** oder eingeweichter **Soja** gemischt sein), mit dem angedünste-

E

GEMÜSE

EIWEISS
KOHLEHYDRATE

ten Fruchtfleisch vermengen, mit 1 **Ei,** feingehackter **Zwiebel, Petersilie, Rosmarin,** 1 zerdrückten **Knoblauchzehe, Salz** und **Majoran** gut vermischen und in die Frucht füllen; diese in eine feuerfeste Form legen und mit folgender Soße übergießen: Feingeschnittene **Zwiebel** leicht in 1 EL **Öl** andünsten, mit zerkleinerten, geschälten **Paradeisern, Salz, Basilikum** und einer zerdrückten **Knoblauchzehe** vermischen, über die Melanzani gießen, mit **Bergkäse** bestreuen und zugedeckt ca. 1 Stunde im Rohr braten.

Paprika (gedünstet)

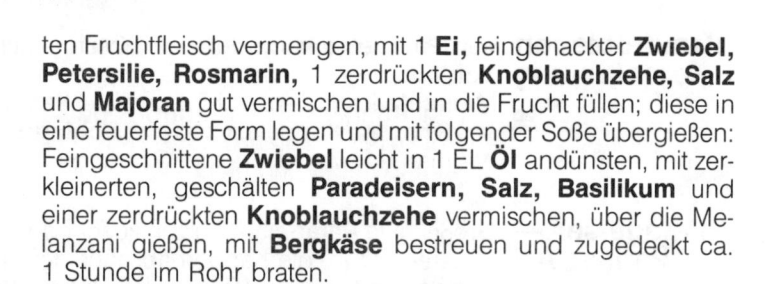

N

Grünen, roten und gelben **Paprika** wäscht man, schabt die Kerne heraus, schneidet die Schoten nudelig und dünstet sie in erwärmter **Reformmargarine** und etwas **Meersalz** weich; man kann sie zu verschiedenem Gemüse, zu Reis, Hirse, Polenta usw. servieren.

Paprika (gefüllt mit Grünkern)

K

Pro Person ca. 50 g **Grünkern** grob schroten und in der doppelten Menge **Gemüsebrühe** auf kleiner Flamme oder im Rohr ausdünsten lassen; mit kleingehackter **Zwiebel, Petersilie, Thymian** oder **Majoran** und **Basilikum** gut würzen und mit **Meersalz** abschmecken; **Paprika** aushöhlen, mit der Masse füllen, in eine ausgefettete, feuerfeste Form schlichten und in etwas **Gemüsebrühe** weichdünsten; **Paradeiser** im Mixer pürieren, die Paprika herausnehmen und die Paradeiser mit dem Saft mischen (nicht kochen, nur erwärmen, da sie sonst zur Kohlehydratmahlzeit schlecht verdaulich sind!); 1 EL **Sauerrahm** oder ein Stückchen **Butter** dazu verfeinert den Geschmack der Soße; Paradeissoße zum Anrichten über die Paprika gießen.

Paradeiser (gebraten)

E

Feste, reife **Paradeiser** quer halbieren, salzen, in erwärmtem, kaltgeschlagenem **Öl** zuerst auf der Schnittseite und dann auf der anderen Seite nur einige Minuten dünsten, bis sie gut weich sind; mit frischer, kleingehackter **Petersilie** oder **Kerbel** bestreut servieren.

Paradeiser mit Fischfüllung

E

Beliebiger **See-** oder **Flußfisch** oder Reste von gekochtem **Fisch** werden in wenig kaltgeschlagenem **Öl** gedünstet, mit **Meersalz** abgeschmeckt, in kleine Stückchen geteilt, mit etwas **Reformsenf** und **Joghurtdressing** (Rezept S. 87) vermischt und **Kerbel, Petersilie** oder **Basilikum** dazugegeben; die ausgehöhlten **Paradeiser** werden damit gefüllt und auf eine Salatplatte gesetzt.

GEMÜSE

EIWEISS ■
KOHLEHYDRATE ■

Paradeiser mit Kerbelfüllung
N ■■

Von **Paradeisern** die Kappen abschneiden und aushöhlen; **Schlagobers** schlagen, mit kleingehacktem **Kerbel** und etwas **Meersalz** leicht vermischen und die Paradeiser damit füllen; setzt man die Kappe auf und gibt **Schlagoberstupfen** darauf, hat man Schwammerln zum Garnieren.

Paradeiser — Pariser Art
E ■

Große, reife **Paradeiser** kurz in kochendes **Wasser** legen, die Haut abziehen, die Kappen abschneiden und vorsichtig aushöhlen; gedünstetes **Kalb-** oder **Hühnerfleisch,** einige gehackte **Walnüsse** und 1 säuerlichen, feingeraffelten **Apfel** mit **Mayonnaise** (Rezept S. 88) binden, mit **Meersalz, Paprika, Kerbel** und dem Ausgehöhlten der Paradeiser vermischen und die Paradeiser damit füllen; die Kappen aufsetzen und mit Mayonnaisetupfen garnieren.

Paradeiser — Rumänische Art
E ■

Einige **Paprikaschoten** werden entkernt, gewaschen und fein nudelig geschnitten; ebenso schneidet man eine mittelgroße **Zwiebel**; beides wird in etwas kaltgeschlagenem **Öl** ca. 25 Minuten gedämpft; man gibt je nach Größe 10 — 12 in Stücke geschnittene **Paradeiser** dazu und dämpft noch ca. 10 Minuten weiter; hat man die Speise gerne ein bißchen scharf, gibt man ganz fein gehackte **Pfefferoni** dazu; das Gericht wird mit **Meersalz** abgeschmeckt und mit gehackter **Petersilie** oder **Kerbel** bestreut serviert.

Porree-Gemüse
K ■

Den gut gewaschenen **Porree** in feine Ringe schneiden, entweder in etwas **Cocosfett** andünsten und dann mit **Gemüsebrühe** oder **Wasser** aufgießen, oder nur in etwas Wasser, mit **Meersalz** abgeschmeckt, weichdünsten; mit wenig **Vollkornmehl** stauben, aufkochen lassen, eine Zehe **Knoblauch** hineindrücken und vor dem Servieren mit 1 — 2 EL **Sauerrahm** verfeinern.

Porree mit Käse überbacken
N ■■

Dicke **Porreestangen** gut waschen, der Länge nach in die Hälfte schneiden und in wenig **Salzwasser** weichkochen; in fingerlange Stücke schneiden, in eine feuerfeste Form legen, mit **Vollrahmkäse** belegen und im Rohr backen, bis der Käse schmilzt; die Brühe vom Kochen mit einigen EL **saurem Rahm, Kerbel, Basilikum** oder anderen **Kräutern** vermischen, mit **Meersalz** abschmecken, mit einem **Dotter** legieren und zum Gemüse reichen.

GEMÜSE

EIWEISS
KOHLEHYDRATE

Sauerkraut
N
Sauerkraut in wenig **Wasser** weichdünsten, etwas feingehackte **Zwiebel** in **Reformmargarine** leicht andünsten, in das Kraut mischen, evtl. mit **Basilikum** bestreuen und mit einem Tupfen **Sauerrahm** verzieren.

Sauerkraut (überbacken)
E
In eine ausgefettete, feuerfeste Form gibt man eine Lage **Sauerkraut,** darauf faschierte **Fleischreste,** die mit **Petersilie, Thymian** oder **Majoran** und etwas **Pfefferoni** vermischt werden, schließt mit Sauerkraut ab, gibt in Scheiben geschnittene **Paradeiser** und **Butterflocken** darüber und überbackt die Speise im Rohr.

Selleriepüree
K
Gekochten **Sellerie** pürieren und mit der gleichen Menge **Kartoffelpüree,** gehackten, rohen **Sellerieblättern** und anderen **Kräutern** flaumig schlagen.

Selleriescheiben
N
Eine große **Sellerieknolle** gut waschen, mit der Schale in wenig **Salzwasser** weichdämpfen, in fingerdicke Scheiben schneiden, in zerlassener **Butter** oder **Reformmargarine** kurze Zeit dünsten, mit gehacktem **Kerbel** oder **Sellerieblättern** bestreuen und zu Kartoffelpüree servieren.

Spinat
K
Frischen oder tiefgefrorenen **Spinat** mit glasig angedünsteter **Zwiebel, Knoblauch, Meersalz** und etwas **Vollmehl** im Mixer pürieren und kurz aufkochen lassen; zum Schluß mit **Sauerrahm** und evtl. 1 **Dotter** legieren.

Spinat mit Brennesseln
K
Spinat und junge **Brennesseln** in gleicher Menge in wenig **Salzwasser** weichkochen und pürieren; aus **Vollkornmehl** und **Reformmargarine** eine lichte Einmach zubereiten, mit dem Sud aufgießen, das Püree dazugeben, mit zerdrücktem **Knoblauch,** etwas **Sauerrahm** und einer Handvoll feinst gehackter **Brennesseln** abschmecken; man kann auch nur Brennesseln verwenden.

Stangensellerie
N
Stangensellerie, auch Bleichsellerie genannt, sehr gut waschen und in **Salzwasser** blanchieren (ca. 5 Minuten); das Wasser abgießen, die Stengel in ca. 10 cm lange Stücke schneiden, in **Reformmargarine** mit feingehackter **Petersilie** und **Sellerieblättern** weichdünsten und mit einem Löffel **Sauerrahm** legieren.

GEMÜSE

EIWEISS
KOHLEHYDRATE

Winter-Vitamineintopf
K

Sellerie, Karotten, Kohlrabi, tiefgekühlte Fisolen und Erbsen halbweich kochen, feingeschnittene Zwiebel, Kohl-, Chinakohl-, Sellerieblätter, Porreescheiben und würfelig geschnittene Kartoffeln dazugeben und fertigdünsten; etwas Butter oder sauren Rahm und feingehackte Kräuter darübergeben.

Zucchini (gefüllt mit Faschiertem)
E

Mittelgroße Zucchini einige Minuten in Salzwasser dämpfen, der Länge nach halbieren und aushöhlen; das ausgehöhlte Innere klein hacken, mit frisch faschiertem Rind- und Kalbfleisch, 1 EL Sojagranulat (das ca. 10 Minuten in etwas heißem Wasser eingeweicht wurde) kurz dämpfen, mit 1 Ei, Meersalz, gehackter grüner Petersilie, Majoran, Gurkenkraut und Gundelrebe gut vermischen und die Hälften damit füllen; mit Scheiben von Schmelzkäse belegen, in eine gefettete, feuerfeste Form geben und ca. 30 — 45 Minuten im Rohr backen; bei Bedarf etwas Wasser zugießen (pro Person genügt ½ Zucchini!).

Zucchini (gefüllt mit Geflügelfleisch)
E

Die Zucchini wie vorhin vorbereiten; das Fruchtfleisch, gekochtes und in feine Streifen geschnittenes Hühnerfleisch, Kräuter (wie vorhin angeführt), einen gehackten Paradeiser, Meersalz und einige Tropfen Tamari gut vermischen; die Zucchini damit füllen; in eine feuerfeste Form ca. 1 cm hoch Gemüsebrühe geben, die Zucchini hineinlegen und zugedeckt im Rohr ca. ½ Stunde dünsten lassen; vor dem Anrichten etwas Butter und einen Tupfen Sauerrahm darübergeben.

Zucchini in Bechamel
K

½ kg kleine Zucchini in Salzwasser weichkochen, der Länge nach halbieren und in eine passende feuerfeste Schüssel legen; aus 50 g Reformmargarine und 50 g Vollkornmehl eine Einmach herstellen, mit ca. ½ l Mineralwasser und 2 EL Sauerrahm aufgießen, salzen, 2 Eckerl Vollrahmkäse darin auflösen, aufkochen, über die Zucchini gießen, noch einige Käseflocken darübergeben und im Rohr kurz gratinieren.

KARTOFFELN

EIWEISS
KOHLEHYDRATE

Die Kartoffel zählt zu den Kohlehydratträgern und wird bei strenger Trennkost auch nicht zu Eiweißmahlzeiten gegeben. Sie enthält aber auch Eiweiß und es soll der Entscheidung des Arztes überlassen werden, ob er Kartoffeln — ausnahmsweise — zu Fleischmahlzeiten genehmigt.

Die Kartoffel wird in unserer Küche meist recht stiefmütterlich behandelt; sie ist außerdem als Dickmacher verschrieen, allerdings ganz zu Unrecht, denn nur große Mengen machen dick. Es gibt so viele Möglichkeiten, dieses gesunde Volksnahrungsmittel (hoher Anteil an Vitamin C) auf den Tisch zu bringen, und dennoch werden die Kartoffeln fast immer nur auf eine Art zubereitet.

Auf jeden Fall soll man trachten, daß die Kartoffel **mit der Schale** im Dunst gekocht oder im Backrohr gebraten wird, damit alle wertvollen Stoffe erhalten bleiben.

Bircher-Benner-Kartoffeln
K

Kartoffeln gut waschen, abbürsten, trocknen und der Länge nach in die Hälfte schneiden; auf ein Backblech etwas kaltgeschlagenes **Öl** verteilen, die Kartoffeln mit **Meersalz** und ganzem **Kümmel** bestreuen, mit der Schnittfläche auf das Blech legen und im Rohr bei guter Hitze ca. 30 Minuten lang braten.

Dill-Kartoffeln
K

werden genauso gemacht wie die „Majorankartoffeln", nur wird statt dem Majoran feingehackte, frische **Dille** daruntergerührt.

Folienkartoffeln mit Kräuterbutter
K

Kartoffeln gut waschen und abbürsten, trocknen, in Folie einwickeln und im Rohr ca. ½ Stunde braten; die Folie öffnen, die Kartoffeln einschneiden, salzen, ein Stück **Butter** mit kleingehackter **Dille, Kerbel, Basilikum** oder **Petersilie** vermischen und etwas davon in jeden Einschnitt geben.

Kartoffelgulasch
K

Kartoffeln werden geschält, in größere Würfel geschnitten, in eine **Gemüsebrühe** gegeben und gesalzen; kleingehackte **Zwiebel, Kümmel, Lorbeerblatt, Majoran** oder **Thymian,** ganz wenig frischen oder eingelegten **Pfefferoni** und **Rosenpaprika** nach Geschmack dazugeben (eventuell auch einige Stücke **Sellerie** und **Karotten**) und weichkochen; man kann das Gulasch natur belassen oder man staubt mit **Vollkornmehl,** läßt dann nochmals aufkochen und gibt vor dem Anrichten **Sauerrahm** darauf, evtl. auch kleingehackten **Kerbel.** (Man kann Zwiebel auch in Fett andünsten, dann ist das Gericht aber schwerer verdaulich.)

KARTOFFELN

EIWEISS
KOHLEHYDRATE

Kartoffelkäse
K
Kartoffeln mit der Schale kochen (am besten sind mehlige), durch die Presse drücken, feingehackten **Zwiebel, Meersalz, Hefeflocken** und so viel **Sauerrahm** dazugeben, daß eine cremige Masse entsteht; mit der Schneerute schaumig schlagen; man kann auch feingehackte **Kräuter** knapp vor dem Servieren daruntermischen; mit **grünem** oder **Vogerlsalat** und evtl. mit **Radieschenscheiben** garnieren.

Kartoffelkrapferl
K
Mit der Schale gekochte **Kartoffeln** (sie können auch vom Vortag sein) schälen, grob raffeln, mit der gleichen Menge trockenem **Topfen,** etwas **Honig,** einer Handvoll ungeschwefelter **Rosinen,** etwas geriebener **Zitronenschale** (ungespritzt) und wenig **Meersalz** gut vermischen, kleine Krapferl formen und in nicht zu heißer **Reformmargarine** oder **Öl** herausbacken (oder auch im Backofen auf dem Backblech backen); dazu paßt **Heidelbeerkompott,** Kompott von **Dörrzwetschken** oder getrockneten **Marillen.**

Kartoffeln mit Butter
K
sind zum Abendessen vorzüglich; mit der Schale gedämpfte **Kartoffeln** sind dafür am besten; sehr gut schmeckt dazu auch ein **Topfenaufstrich** (Liptauer).

Kartoffelnudeln (gebacken)
K
Kartoffeln kochen, schälen, durch die Presse drücken und mit etwas **Salz,** 1 **Dotter** und **Vollkornmehl** zu einem Teig verarbeiten; diesen in Stücke schneiden und wie zu Kroketten formen; etwas **Reformmargarine** oder **Cocosfett** in einer feuerfesten Pfanne im Rohr zergehen lassen, die Nudeln einlegen und backen; wenn sie auf einer Seite Farbe haben, umdrehen und weiterbacken.
Man kann diese Speise mit **Mohn** oder geriebenen **Nüssen** bestreuen und mit **Birnex** süßen oder **Heidelbeerkompott** dazuessen.
Sehr gut schmecken Kartoffelnudeln auch zu **Spinat** oder anderem Gemüse; dafür kann man den Teig mit **Muskat, Majoran, Thymian** oder anderen **Kräutern** würzen.

Kartoffelnudeln (gekocht)
K
Der Teig wird wie für „Kartoffelnudeln (gebacken)" zubereitet, nur mit etwas mehr **Mehl,** in Stücke geschnitten und auf dem Brett zu Nudeln gedreht; in kochendem **Salzwasser,** dem ganz wenig Mehl eingerührt wurde (dadurch kochen sich die Nudeln nicht ab), vorsichtig gekocht, bis sie hochkommen, und dann abgeseiht; die fertigen Nudeln werden wie im vorigen Rezept angegeben serviert.

KARTOFFELN

EIWEISS
KOHLEHYDRATE

Kartoffelpuffer
K
Pro Person 3 größere **Kartoffeln** gut waschen, mit oder ohne Schale reiben, 1 EL **Sauerrahm,** etwas **Meersalz, Majoran,** feingehackte **Zwiebel** und 1 EL **Vollkornmehl** (es kann auch frischgemahlene **Gerste** sein) dazugeben; in einer Pfanne **Cocosfett** oder **Öl** erwärmen, kleine Häufchen der Masse einlegen, breitdrücken und auf beiden Seiten langsam braten oder das Backblech mit etwas **Margarine** oder **Öl** einfetten, die Häufchen daraufgeben und im Rohr ausbacken; dazu grünen Salat oder eine warme Soße reichen.

Kartoffelpuffer mit Zwiebeln
K
Kartoffeln schälen, in kaltes **Wasser** reiben (dadurch verfärben sie sich nicht) und durch ein Tuch gut auspressen; für 1 kg Kartoffeln 3 EL **Weizenvollmehl,** eine mittlere, in **Reformmargarine** angedünstete, kleingeschnittene **Zwiebel, Salz,** 2 **Dotter,** gehackte **Petersilie** und 1 EL **Öl** gut vermischen; Öl oder **Cocosfett** erwärmen und dünne Puffer auf beiden Seiten herausbacken.

Kartoffelpüree (neutral)
K
Kartoffeln werden mit der Schale gedämpft, geschält, durch die Presse gedrückt und gesalzen; **Mineralwasser** wird mit einigen EL **Sauerrahm** erhitzt, in den Kartoffelbrei gegeben und mit der Schneerute flaumig geschlagen.*

Kartoffelpüree (überbacken)
K
Kartoffelpüree wie oben zubereiten; in eine feuerfeste Form **Reformmargarine** und kleingehackte **Zwiebel** geben; das Püree bergartig oder flach hineingeben und mit dem Messer ein Schuppenmuster machen; ca. ¼ Stunde vor dem Anrichten schiebt man die Masse ins heiße Rohr, bis sie leicht braun ist; vor dem Servieren kann man in die Schuppenmuster kleine **Butterflöckchen** geben und evtl. mit **Schafkäse** bestreuen.

Kartoffelsterz
K
1 kg geschälte, halbierte **Kartoffeln** werden in wenig **Salzwasser** weichgekocht; wenn sie noch kernig sind, also nicht zu weich, schiebt man sie in der Mitte auseinander, gibt in dieses Loch 2 Deziliter **Vollkorngrieß** und läßt das Ganze auf der warmen Kochplatte oder im lauwarmen Backrohr ca. ½ Stunde gut zugedeckt stehen, damit der Grieß quellen kann; dann rührt man die Masse gut durch, damit sie wie ein Sterz bröckelig wird, gibt erwärmte **Butter** oder **Reformmargarine** darüber und serviert Salat dazu.

* Kartoffelpüree schmeckt sehr gut mit Molke.

KARTOFFELN

EIWEISS
KOHLEHYDRATE

Kräuterpüree **Kartoffelpüree** bereiten und vor dem Anrichten feingehackte
K ■ **Dille, Kerbel, Petersilie, Basilikum** oder **andere Kräuter** daruntermischen.

Majorankartoffeln **Kartoffeln** mit der Schale kochen und schälen; aus **Reform-**
K ■ **margarine** und etwas **Vollkornmehl** eine lichte Einmach zubereiten, mit **Gemüsebrühe** aufgießen, die Kartoffeln blättrig hineinschneiden, mit **Meersalz** abschmecken und gut kochen lassen; vor dem Anrichten frischen oder getrockneten **Majoran** dazugeben; einige **Sauerrahmtropfen** darauf sehen gut aus und schmecken auch gut.

Petersil- **Kartoffeln** mit der Schale kochen und schälen; **Reformmar-**
kartoffeln **garine** oder ein Stückchen **Butter** nur erwärmen, viel grüne
K ■ feingehackte **Petersilie** und nach Geschmack **Meersalz** dazugeben und die Kartoffeln darin schwenken, so daß sie schön grün aussehen.

Rohr-Kartoffel- Sind vom Vortag gekochte **Kartoffeln** übriggeblieben, schält
laibchen man sie, raffelt sie grob und mischt sie mit **Vollkorngrieß, Salz,**
K ■ **Muskatnuß,** feingehackter **Zwiebel,** gemahlenem **Kümmel, Kräutern (Beifuß, Bibernelle, Petersilie,** frischem **Majoran** oder **Thymian)** und für 2 Personen je 1 **Dotter** gut ab, bestreicht das Backblech mit etwas **Öl,** formt aus der Masse Laibchen und bäckt sie im Rohr ca. ¼ Stunde, wendet sie und bäckt noch einmal so lange bei nicht zu starker Hitze; man kann etwas **Schafkäse** daraufgeben und nochmals kurz überbacken.

Vorarlberger Man macht eine Einmach aus **Reformmargarine** und **Weizen-**
Käseerdäpfel **vollmehl,** gießt mit **Gemüsebrühe** auf, gibt **Kümmel** und
K ■ **Meersalz** dazu und läßt gut aufkochen; dann gibt man gekochte, nudelig geraffelte, speckige **Kartoffeln** und entweder reichlich Flocken von **Vollrahmkäse** oder **Schafkäse** dazu, vermischt alles gut, gibt die Masse in eine feuerfeste Form, bestreut mit kleingehackter, glasig gedämpfter **Zwiebel** und bäckt ca. 20 Minuten im heißen Rohr.

Waldviertler zu ½ kg rohen, geriebenen **Kartoffeln** 3 gekochte, geriebene
Kartoffellaiberln Kartoffeln, **Salz** und etwas **Muskat** geben und gut verrühren;
K ■ ein Blech einfetten, Häufchen daraufsetzen, flachdrücken und im Rohr auf beiden Seiten backen.

TEIGWAREN

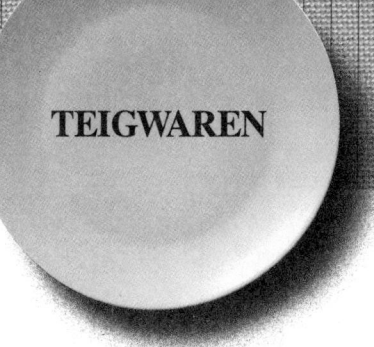

EIWEISS
KOHLEHYDRATE

Für die nachstehenden Rezepte verwendet man nur Vollkornteigwaren. Man kann diese im Reformhaus kaufen (dabei aber bitte beachten, daß sie ohne Zugabe von Eiern erzeugt wurden); am besten machen wir uns die Nudeln selbst. Zur Selbsterzeugung ist eine Nudelmaschine sehr von Vorteil. Sie hat verschiedene Einsätze, mit denen man die Nudeln, Spaghetti, Makkaroni usw. machen kann. Will man die Teigwaren mit der Hand machen, dann nimmt man eine beliebige Menge frischgemahlenes Vollkornmehl und gibt so viel Wasser dazu, bis ein sehr fester Teig entsteht. Dieser Teig muß sehr gut abgearbeitet werden. Er wird auf dem Nudelbrett ganz dünn ausgewalkt und die Flecken so lange getrocknet, daß sie beim Schneiden nicht brüchig sind; sie werden zu breiteren oder feinen Nudeln geschnitten und nachher gut getrocknet. Macht man die Nudeln auf Vorrat, dann bitte luftig aufbewahren, da sie sonst leicht Schimmel ansetzen — auf keinen Fall in Plastiksäcke geben!

Die Nudeln sollen in kochendes, leicht gesalzenes Wasser eingelegt werden. Man kann auch ein Stückchen Margarine hineingeben, dadurch kochen die Nudeln nicht so leicht über; nicht zu weich kochen, sonst werden sie klebrig, und dann abseihen. Das Nudelwasser kann für Suppen oder zum Aufgießen von Soßen und Gemüse verwendet werden. Die Nudeln nicht abschrecken (sie kühlen sonst zu leicht aus), sondern gleich weiterverwenden.

Bröselnudeln
K
Die **Teigwaren** wie oben angegeben kochen; etwas **Butter** erwärmen, **Vollkornbrösel** darin leicht andünsten und die Nudeln darin schwenken; entweder **Salat** dazuessen oder **Honig** (**Birnex**) dazugeben; auch Kompott aus **Heidelbeeren** oder **Trockenfrüchten** schmeckt dazu vorzüglich.

Grüne Nudeln
K
Will man **grüne Nudeln** machen, gibt man zum **Vollkornmehl Spinatwasser;** dazu kocht man **Spinat** in wenig Wasser und läßt ihn abkühlen (den Spinat kann man als Gemüse weiterverwenden).

Italienische Nudelspeise mit Gemüse
K
Gemüse der Saison nudelig schneiden und mit gehackter **Zwiebel** und **Meersalz** dünsten; mit grüner **Petersilie, Thymian, Oregano** oder anderen **Kräutern** gut würzen; **Vollkornnudeln** kernig kochen, abseihen, eine Bechamelsoße aus **Reformmargarine** und **Vollkornmehl** machen, mit etwas **Mineralwasser** aufgießen, mit Gemüse und Nudeln gut vermischen,

TEIGWAREN

EIWEISS
KOHLEHYDRATE

in eine gefettete, feuerfeste Form geben, mit **Bergkäse** bestreuen oder mit **Vollrahmkäseflocken** belegen; im Rohr überbacken.

Käsenudeln
K
Die **Nudeln** wie oben vorbereiten; feingehackte **Zwiebel** glasig andünsten, kleingehackten **Kerbel** und einige EL **sauren Rahm** dazumischen und mit **Bergkäse** bestreuen; dazu **Salat** servieren.

Krautfleckerln
K
Vollkornfleckerln kernig kochen; **Weißkraut** fein schneiden; **Zwiebel** in **Reformmargarine** glasig dünsten, Kraut, **Meersalz** und gehackte grüne **Pfefferkörner** dazugeben und weichdünsten; zum Schluß mit den Fleckerln gut vermischen und mit einem Tupfen **Sauerrahm** garnieren.

Nudelsalat für Naschkatzen
K
Die **Teigwaren** wie gewohnt kochen und auskühlen lassen; eine Marinade machen aus 1 Becher **Sauerrahm,** 1 — 2 EL **Honig** oder **Birnex, Zimt** oder dem Inneren einer **Vanilleschote,** einer Handvoll vorher eingeweichter **Rosinen** und der Schale einer halben **Zitrone** (ungespritzt); alles gut vermengen und die Teigwaren dazugeben; in einer Schüssel bergartig anrichten, mit geriebenen **Nüssen** oder **Haselnüssen** bestreuen, rundherum frische oder eingefrorene **Heidelbeeren** geben und mit etwas **Schlagobers** verzieren.

Nudelsalat mit Gemüse
K
Vollkornspaghetti (oder auch **andere Nudelarten**) werden in **Salzwasser** nicht zu weich gekocht, abgeseiht, kalt abgeschreckt und in gewässerten **Molkeessig** gelegt; kleinwürfelig geschnittene **Karotten** und frische oder eingefrorene **Erbsen** werden weichgekocht und ausgekühlt mit **Mayonnaise** (Rezept S. 88), die mit gleichviel **saurem Rahm** vermischt wurde, unter die Teigwaren gemengt.
Man kann fast alle **Kräuter** dazugeben: **Wildkräuter (Sauerampfer,** jungen **Löwenzahn,** ganz junge **Brennesselblätter, Gänseblümchenblätter** und -**blüten** usw.**),** auch jungen **Knoblauch** oder **Zwiebel, Bärlauch** usw.
Weiters kann man gekochte **Maiskörner,** gekeimte grüne **Sojabohnen** oder mit **Mayonnaise** verrührten **Vollrahmkäse** oder feingeraffelte **Topinambur (Erdartischocken)** daruntermischen.
Im Sommer gibt man würfelig geschnittene **Paradeiser** oder feingeschnittene **Paprikaschoten** dazu und serviert auf **grünem Salat.**

TEIGWAREN

EIWEISS
KOHLEHYDRATE

Nudelsalat (pikant)
K
Nudeln oder andere **Teigwaren** nicht zu weich kochen; eine Marinade aus folgenden Zutaten bereiten: ½ Becher **Sauerrahm**, 1 Stück **Vollrahmkäse (Zwiebelgervais** o. ä.**)**, 1 — 2 **Dotter**, feingehackter frischer **Kerbel, Basilikum, Petersilie, Sellerieblätter,** junger **Beifuß** oder **Pimpernelle,** nach Bedarf **Meersalz,** evtl. etwas **Reformsenf,** eine zerdrückte **Knoblauchzehe;** die erkalteten Nudeln daruntermischen, bergartig in einer Schüssel anrichten und mit **Schnittlauch** bestreuen.

Nußnudeln
K
Die gekochten und abgeseihten **Nudeln** in zerlassener **Butter** oder **Reformmargarine** schwenken und mit geriebenen **Nüssen** bestreuen (man kann dazu jede Art von Nüssen verwenden); etwas **Honig** oder **Birnex** darübergeben oder **Heidelbeerkompott** dazu servieren.

Pikanter Nudelauflauf mit Topfen
K
200 g **Vollkornnudeln** in **Salzwasser** nicht zu weich kochen und abseihen; 200 g **Magertopfen** mit 2 frischen **Dottern,** ca. 100 g kleingeschnittenen **Schalotten** oder frischen **Sommerzwiebeln,** verschiedenen feingeschnittenen **Kräutern** (z. B. **Petersilie, Kerbel, Salbei, Dille, Beifuß** oder **Bibernelle**), etwas **Meersalz** und einigen EL **sauren Rahm** vermischen (es soll eine nicht zu dünne Masse werden); eine feuerfeste Form mit **Reformmargarine** ausschmieren; zuerst eine Lage Nudeln, dann eine Schichte Topfenmasse, wieder Nudeln und Topfen, und obenauf eine dünne Lage Nudeln geben; **Bergkäse** oder **Brimsen** darüberstreuen und bei guter Hitze ca. 20 Minuten backen.

Süßer Nudelauflauf
K
Die **Teigwaren** wie oben kochen; einen Abtrieb (für 4 Personen) von 2 **Dottern,** 100 g **Reformmargarine,** 3 EL **Honig** oder **Birnex,** einer Handvoll **Rosinen** (ungespritzt) und der abgeriebenen Schale einer ungespritzten **Zitrone** machen und mit den Nudeln gut vermischen; in eine feuerfeste, gefettete, mit geriebenen **Nüssen** ausgestreute Form geben, etwas **Sauerrahm** oder **Butterflocken** darübergeben und ca. 20 Minuten im Rohr backen.

Topfennudeln
K
Den **Topfen** passieren; etwas **Butter** oder **Reformmargarine** erwärmen, die heißen **Nudeln** darin schwenken und den Topfen leicht daruntermischen; man kann **Vollkornbrösel** darübergeben, die in **Margarine** leicht angedünstet wurden; man kann die Topfennudeln mit **Honig** oder **Birnex** süßen oder **Salate, Soßen** oder **Essiggurkerln** dazu servieren.

REIS

EIWEISS
KOHLEHYDRATE

Für Reisspeisen verwenden wir nur den Vollreis oder Naturreis, da bei diesem sämtliche Nährwerte erhalten sind. Er muß länger kochen als der geschälte, schmeckt aber viel pikanter.
Hat man viel Getreide gemahlen, mahlt man etwas Reis nach, das reinigt die Mühle. Reismehl eignet sich gut zum Eindicken von Suppen und Soßen.
Grundrezept: 1 Tasse Vollreis und 2 Tassen Wasser mit etwas Meersalz kochen und entweder auf der Herdplatte, im Rohr oder in einem Thermosgefäß ausdünsten lassen.
Der Reis kann auch vor dem Kochen längere Zeit eingeweicht werden, dadurch verkürzt sich die Kochzeit.

Bananenreis In 3 Tassen **Mineralwasser,** 2 EL **Sauerrahm** und 1 Prise
K ■ **Meersalz** eine Tasse **Naturreis** weichkochen; in der letzten Viertelstunde eine Handvoll **Rosinen** dazugeben; vom Feuer nehmen, 1 EL **Honig** oder **Birnex** und eine in Würfel geschnittene **Banane** leicht daruntermischen, auf Tellern anrichten, ein paar **Butterflocken** und nach Geschmack **Honig** und **Zimt** darübergeben.

Gurkenreis Frische **Gurken** kleinwürfelig schneiden; **Dille** und **Gurken-**
K ■ **kraut (Borretsch)** fein hacken und mit etwas gekörnter **Gemüsebrühe** und einem Stückchen **Reformmargarine** in den gedünsteten **Reis** mischen.

Reisauflauf Eine Tasse **Vollreis** in 3 Tassen **Mineralwasser,** dem 2 EL **sau-**
K ■ **rer Rahm** und etwas **Meersalz** beigegeben wurde, weichkochen; 2 **Dotter** mit etwas **Reformmargarine** und 2 EL **Birnex** abtreiben; die Schale einer ungespritzten **Zitrone, Rosinen** oder geschnittene **Trockenpflaumen** in den Reis einrühren;

REIS

EIWEISS
KOHLEHYDRATE

eine feuerfeste Schüssel mit **Butter** ausfetten, die halbe Masse einfüllen, darauf eine blättriggeschnittene **Banane,** grob geriebene **Nüsse** oder **Haselnüsse,** den restlichen Reis und einige **Butterflocken** geben; ca. ½ Stunde im Rohr ausdünsten.

Reisauflauf mit Topfen
K

2 Tassen **Vollreis** in 4 Tassen **Wasser** weichkochen und auf der Platte oder im Rohr ausdünsten lassen; 200 g **Topfen** mit 50 g **Reformmargarine** schaumig rühren, 100 g **Dörrzwetschken** und 100 g getrocknete **Marillen,** die vorher weichgekocht wurden, klein schneiden, 100 g **Walnüsse** grob reiben und die Schale einer ungespritzten **Zitrone** dazugeben und mit dem **Reis** gut vermischen; in eine gefettete, mit geriebenen **Walnüssen** ausgestreute, feuerfeste Form geben, einige **Butterflöckchen** darüberlegen und im Rohr bei Mittelhitze ca. 40 Minuten backen.

Reissalat
K

Eine große Tasse **Vollkornreis** wird ½ Stunde in leicht gesalzenem **Wasser** gekocht und dann entweder auf der Herdplatte oder in einem Thermosgefäß aufquellen gelassen; den erkalteten Reis mischt man mit einer kleinwürfelig geschnittenen **Essiggurke** (selbst eingelegte ohne chemische Einsiedehilfe, oder aus dem Reformhaus); ebenso mit einem nudelig geschnittenen **Paprika** (im Winter nimmt man eingefrorenen) und ganz wenig feinstgehackter **Pfefferoni**; man kann auch gekochte **Maiskörner** daruntermischen; aus ½ Becher **Sauerrahm,** etwas **Meersalz, Petersilie,** viel **Dille** und etwas **Essig** von den **Gurkerln** macht man eine Marinade und mischt den Reis darunter; im Sommer können auch eine kleine **frische Gurke,** ein kleinwürfelig geschnittener, reifer **Paradeiser** und auch andere **Kräuter** wie **Sauerampfer** oder **Basilikum** verwendet werden; kleingeschnittener **Endivien-, Häuptelsalat, Chinakohl** oder **Gartenkresse** können zur Verzierung genommen werden.

Reistopf — serbisch
K

2 große, feingeschnittene **Zwiebeln** in **Cocosfett** oder kaltgeschlagenem **Öl** dämpfen lassen; einige in Streifen geschnittene **Porreestangen** und 4 große **grüne** oder **rote Paprika** mitdünsten lassen; etwas **Meersalz** und roten **Paprika** darüberstreuen, mit ½ l **Brühe** aufgießen, 125 g **Vollreis** dazugeben und weichdämpfen; wenn die Speise vom Feuer genommen wird, geschnittene **Paradeiser** leicht darunterrühren (nicht mehr kochen lassen, da sich gekochte Paradeiser nicht mit Kohlehydratmahlzeiten vertragen).

HIRSE

EIWEISS
KOHLEHYDRATE

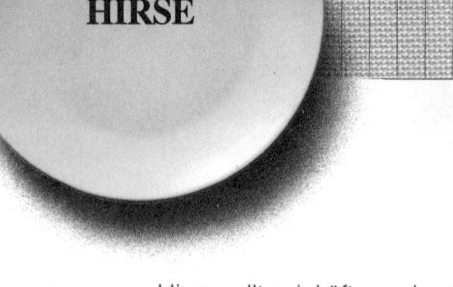

Hirse sollte viel öfter gekocht werden, als es bei uns der Fall ist. Sie ist sehr gesund, beinhaltet viel Kieselsäure und Mineralstoffe und läßt sich vielseitig verwenden: Hirse im ganzen für verschiedene Speisen, Hirseflocken zum Eindicken von Suppen und Soßen, Hirsemehl für Mehlspeisen und Bäckereien sowie für Hirseteigwaren.

Grundrezept: Hirse warm waschen, 1 Tasse Hirse in 2 Tassen Wasser mit etwas Meersalz einige Minuten lang kochen und auf der Platte oder in einem Thermosgefäß ausdünsten lassen.

Hirseauflauf
K

2 Tassen **Hirse** in 4 Tassen **Mineralwasser** mit 2 EL **Sauerrahm** und einer Prise **Salz** einige Minuten kochen und auf der Platte auskühlen lassen; eine feuerfeste Form ausfetten und mit geriebenen **Nüssen** bestreuen; 1 Lage Hirse hineingeben, darauf **Heidelbeeren,** geschnittene **Bananen** oder vorher eingeweichte **Trockenfrüchte (Zwetschken** oder **Marillen),** geriebene **Wal-** oder **Haselnüsse,** etwas **Birnex** oder **Honig,** dann wieder eine Schichte Hirse und zuletzt ⅛ l süßen, mit einem **Dotter** verquirlten **Rahm** darübergießen; bei mittlerer Hitze im Rohr ca. 20 Minuten backen.

Hirse-Birnenspeise
K

1 Tasse **Hirse** wird in 2 Tassen **Wasser** mit einer Prise **Salz** ca. 15 Minuten langsam weichgedünstet und dann vom Feuer genommen; inzwischen werden 3 **Birnen** geschält und in kleine Würfel geschnitten; die Hirse wird mit einem kleinen Stückchen **Butter,** 1 EL **Birnex,** einem Teelöffel **Zimt,** der geriebenen Schale einer ungespritzten **Zitrone** und mit ca. ⅛ l **süßem Obers** vermischt; man kann bei Tisch etwas **Schlagobers** darübergeben oder zur Abwechslung auch **Rosinen** oder grob geraspelte **Walnüsse** beimengen.

Hirsebusserln
K

100 g **Reformmargarine** werden mit 100 g **Birnex,** 2 **Dottern** und der abgeriebenen Schale einer ungespritzten **Zitrone** flaumig gerührt und dann mit 200 g frisch gemahlener **Hirse,** 2 gestrichenen EL **Weizenvollmehl** und ½ Paket **Natura-Backpulver** vermischt; auf ein befettetes und bestaubtes Backblech werden kleine hohe Häufchen gemacht (nicht zu eng aneinander, sie laufen etwas in die Breite) und bei schwacher Hitze gebacken. Vorsicht, werden leicht zu braun!

Hirse-Früchtespeise
K

Man gießt einige EL **Saft** von **Dörrzwetschken-** oder **Dörrmarillenkompott** über **Hirseflocken,** gibt entweder die gekochten **Dörrzwetschken** oder **Trockenmarillen** oder auch frische

HIRSE

EIWEISS
KOHLEHYDRATE

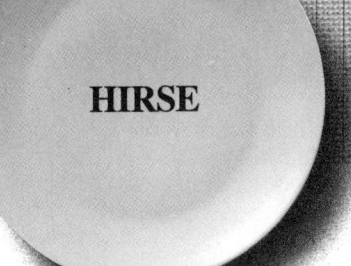

Heidelbeeren dazu, nach Geschmack **Birnex** und für 100 g Hirseflocken ca. ⅛ l **süßen Rahm,** mischt alles gut und bestreut mit geriebenen **Haselnüssen.**

Hirse-Gemüsespeise
K

Eine feingeschnittene **Zwiebel** und nudelig geschnittene **Paprika** in **Cocosfett** andünsten; eine **Porreestange,** 2 **Karotten,** 1 kleine **Sellerie** und **Sellerieblätter** klein schneiden und kurz mitdämpfen; 250 g **Hirse** und ¾ l **Gemüsewürfelbrühe** dazugeben und alles weichdünsten lassen; vor dem Servieren 1 Stück **Butter** oder **Reformmargarine** daruntermischen und mit **Schafkäse** bestreuen.

Hirseschnitzel
K

2 Tassen **Hirse** in 4 — 5 Tassen **Wasser** kochen und auf der ausgeschalteten Herdplatte nachdünsten lassen; eine **Zwiebel** fein hacken, in kaltgeschlagenem **Öl** glasig dünsten und zur Hirse geben; ebenso 1 EL **Sauerrahm,** 2 **Dotter,** 1 EL **Vollkornmehl, Meersalz,** etwas zerdrückten **Knoblauch** und **Muskatnuß; Cocosfett** oder **Öl** erwärmen, den Teig mit einem Eßlöffel auf ein befettetes Blech geben, zu Laibchen breitdrücken und auf beiden Seiten goldgelb backen; mit **Salat, Gemüse** oder einer **Soße** servieren.

Hirsesterz
K

Man kocht eine Tasse gewaschene **Hirse** in 2 Tassen kochendem, gesalzenem **Wasser** so lange, bis das Wasser verkocht ist (auf der Platte nachquellen lassen); inzwischen dünstet man feingehackte **Zwiebel** in erwärmter **Butter** oder **Reformmargarine** glasig, gibt die Hirse dazu, bröselt alles gut ab, richtet in einer Schüssel an und gibt gedünstete **Zwiebelringe** darüber.

Hirsetorte
K

200 g **Hirse** werden in 3 dl **Wasser** weichgekocht; inzwischen werden 100 g **Butter** oder **Reformmargarine** schaumig gerührt und mit 100 g kleingeschnittenen **Datteln,** 100 g **Sultaninen** oder **Rosinen,** 70 g grob geraffelten **Haselnüssen** oder **Walnüssen,** ⅜ l **Mineralwasser** (dem man 3 EL **Sauerrahm** beigemengt hat) sowie 20 g **Vollkornmehl** (das man mit ½ Paket **Naturbackpulver** vermischt hat) und 1 Löffel **Honig** vermengt; die Masse wird in einer gefetteten Tortenform oder einer feuerfesten Form ca. eine ¾ Stunde gebacken; man kann mit **Schlagobers** garnieren oder mit pürierten **Heidelbeeren,** denen 1 EL **Honig** beigemischt wird, servieren.

GRIESS

EIWEISS
KOHLEHYDRATE

Zu Grießspeisen verwendet man auf jeden Fall Vollgrieß — er ist gesundheitlich wertvoll und außerdem viel geschmackvoller als der normale Grieß.

Grießauflauf 1 Tasse **Grieß** in 3 Tassen **Mineralwasser,** 2 EL **saurem Rahm** und etwas **Meersalz** gut aufkochen und auskühlen lassen; einen Abtrieb von 2 **Dottern,** 2 EL **Birnex,** 1 EL **Reformmargarine** und etwas abgeriebener, ungespritzter **Zitronenschale** bereiten und mit der Grießmasse mischen; eine feuerfeste Form ausfetten, mit geriebenen **Nüssen** bestreuen, die Grießmasse hineinfüllen, einige **Margarineflocken** oder **Butterflocken** daraufgeben und ca. 20 Minuten im Rohr backen; dazu paßt gut **Heidelbeerkompott** oder **Kompott** von **getrockneten Früchten.**

K

Grießbrei **Mineralwasser** wird mit **saurem Rahm,** ungespritzten **Weinbeeren** oder **Rosinen** und einer Prise **Salz** aufgekocht; **Grieß** wird eingerührt und zu einem Brei gekocht; nach dem Abkühlen wird ein Löffel **Honig** oder **Birnex** eingerührt, Portionen auf Teller aufgeteilt, nach Geschmack mit **Butterflöckchen,** etwas **Honig, Zimt** und — wer es ganz festlich will — mit etwas geschlagenem **Obers** garniert.

K

Grieß-Gersten-Laibchen Pro Person ca. ¼ l **Wasser** zum Kochen bringen und so viel frisch gemahlene **Nacktgerste** einkochen, bis eine dünne Suppe entsteht; mit zerdrücktem **Knoblauch, Koriander, Majoran, Maggikraut** und **Ysop** würzen; nun so viel **Vollgrieß** einrühren, bis ein dicker Brei entsteht; etwas abkühlen lassen, 1 **Dotter** (für je 2 Personen) und gehackte, grüne **Petersilie** daruntermischen, Laibchen formen, in **Vollkornbrösel** wälzen und auf befettetem Blech im Rohr auf beiden Seiten backen; eine warme **Soße** paßt gut dazu.

K

GRIESS

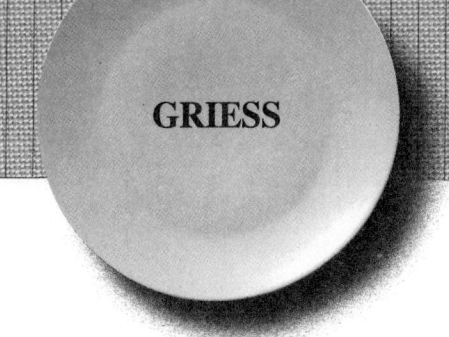

EIWEISS
KOHLEHYDRATE

Grießknödel
K
¼ l **Mineralwasser,** 2 EL **sauren Rahm,** etwas **Meersalz** und eine Prise **Muskatnuß** aufkochen, 120 g **Grieß** einrühren und solange kochen lassen, bis eine dicke Masse entsteht; dann auskühlen lassen; Würfeln aus **Weizen-Hefebrot** in 20 g **Butter** oder **Reformmargarine** leicht andünsten, in die Grießmasse mit 2 **Dottern** einrühren, Knödel formen (4 Stück) und in **Salzwasser** ca. 10 bis 12 Minuten langsam kochen lassen.

Grießkuchen
K
Eine Tasse **Vollkorngrieß** in 3 Tassen **Mineralwasser** und 2 EL **saurem Rahm** mit 1 — 2 EL **Honig** zu einem dicken Brei kochen; eine Handvoll gemahlene **Haselnüsse** oder **Walnüsse** und 1 EL **Reformmargarine** daruntermischen, gut verrühren und eine Stunde stehenlassen; in eine befettete, mit **Nüssen** bestreute, feuerfeste Form geben und im Rohr ca. 50 Minuten bei mittlerer Hitze backen.

Grießnockerln
K
2 **Dotter** werden mit ¼ l **saurem Rahm** verrührt, etwas **Meersalz** und so viel **Vollgrieß** dazugegeben, bis eine ziemlich dicke Masse entsteht (eine halbe Stunde quellen lassen); man kann nach Geschmack etwas **Muskatnuß, Majoran** oder **Thymian** dazugeben; in eine kochende **Gemüsebrühe** oder aus einem **Gemüsewürfel** gemachte Suppe gibt man etwas **Tartex** und legt ein Probenockerl ein (mehr ziehen als kochen lassen); falls es zu hart ist, gibt man noch etwas Rahm, wenn es zu weich ist, noch etwas Grieß oder einen Löffel **Vollmehl** dazu; man läßt ca. 10 Minuten leicht kochen, nimmt dann den Topf vom Feuer und läßt noch einige Minuten ziehen; zuletzt bestreut man die Suppe mit **Schnittlauch.**

Grießschmarren
K
Mineralwasser und **sauren Rahm** verrühren, etwas **salzen, Rosinen** dazugeben und so viel **Grieß** einrühren, bis eine dickliche Masse entsteht; mindestens ½ Stunde ziehen lassen; dann etwas **Reformmargarine** in einer Pfanne erwärmen, die Grießmasse hineingeben und unter öfterem Umrühren ausdünsten lassen; die Masse dann mit 2 Gabeln zerreißen; man kann den Schmarren mit **Honig** süßen und mit **Heidelbeerkompott** essen oder ungesüßt mit **Gemüse** oder **Salat** servieren.

Grieß-Sterz
K
Kartoffeln in wenig **Salzwasser** kochen und zerdrücken; **Grieß** in der Pfanne etwas linden (nicht braun werden lassen), mit etwas **Reformmargarine** zu den Kartoffeln geben und mischen; eine feuerfeste Form mit **Reformmargarine** ausfetten, den Sterz hineingeben und im Rohr ausdünsten.

BUCHWEIZEN (HEIDEN)

EIWEISS
KOHLEHYDRATE

Buchweizen ist sehr gesund und kann vielseitig verwendet werden: im ganzen, als Mehl oder in Flocken. Die Flocken kann man gut für ein Müsli oder zum Eindicken von Gemüse gebrauchen. Anstelle von Weizenmehl kann man verschiedenen Speisen etwas Buchweizenmehl zugeben. Macht man Teigwaren, kann man einen Teil Buchweizenmehl dazugeben.

Buchweizenfülle
K

200 g **Buchweizen** kocht man in gut ½ l **Gemüse-** oder **Würfelbrühe,** der man eine glasig angelaufene **Zwiebel** und **Meersalz** beigegeben hat, ca. 20 Minuten auf kleiner Hitze und läßt ihn erkalten; nun gibt man nach Geschmack verschiedene **Kräuter** oder **Vollrahmkäse** dazu, vermischt gut und füllt damit **Krautblätter, Paprika, Auberginen** usw., die man dann wie gewohnt dünsten läßt.

Buchweizenknödel
K

200 g **Knödelbrot,** 200 g **Heidenmehl** (Buchweizenmehl), etwas **Meersalz,** feingehackte **Petersilie,** 2 **Dotter,** 2 EL kaltgeschlagenes **Öl** und sehr heißes **Mineralwasser** werden zu einem festen Teig gemengt; man läßt ihn auskühlen, formt mit nassen Händen Knödel, legt sie in kochendes **Salzwasser** und läßt sie ca. 15 Minuten ziehen.

Buchweizen (pikant)
K

1 Tasse **Buchweizen** wird mit 2 Tassen **Wasser** und **Meersalz** gedämpft (am besten im Rohr 20 Minuten ausdämpfen lassen, er soll nicht klebrig werden); vom Feuer genommen mischt man zerdrückten **Knoblauch,** feingehackte **Zwiebel, Petersilie** und **Reformmargarine** dazu; man gibt ihn zu beliebigen **Soßen** oder **Salaten.**

BUCHWEIZEN (HEIDEN)

EIWEISS
KOHLEHYDRATE

Buchweizenplinsen
K

300 g frisch gemahlenes **Buchweizenmehl** werden mit einem Dampfl von 20 g **Germ,** 2 **Dottern,** einer Spur **Meersalz,** 1 Teelöffel **Birnex** und so viel **Mineralwasser** mit **Sauerrahm** vermischt, bis ein fester Teig entsteht (½ bis 1 Stunde rasten lassen); in einer glatten Pfanne **Reformmargarine** erwärmen, kleine Omeletten bei nicht zu starker Hitze herausbacken, mit **Powidl** aus gedörrten Pflaumen bestreichen und 2 Stück aufeinanderlegen.
Powidl: Pflaumen in wenig Wasser einweichen und kochen, bis ein fester Brei entsteht.

Germknödel aus Heidenmehl
K

20 g **Germ** mit 1 dl süßem **Obers** und 2 EL **Vollkornmehl** absprudeln und das Dampfl gehen lassen; 3 ½ dl frisch gemahlenes **Heidenmehl,** 70 g **Reformmargarine,** etwas **Meersalz** und 3 dl **Obers** dazugeben und zu einem weichen Teig abschlagen; gut gehen lassen; eine Serviette mit **Butter** bestreichen, den Teig daraufgeben, locker zusammenbinden und in so viel kochendes **Wasser** legen, daß der Knödel schwimmen kann; zugedeckt ½ Stunde kochen lassen; aus der Serviette auf eine warme Platte legen, mit 2 Gabeln in der Mitte aufreißen und mit warmer **Butter** begießen.
Bleibt ein Rest davon übrig, kann man diesen in kleine Stücke zerreißen und in erwärmter **Reformmargarine** etwas dünsten lassen; man kann verschiedene **Soßen** oder **Salate** dazu servieren.

Heidensterz (Buchweizensterz)
K

Man kann dafür das **Heidenmehl** unter ständigem Umrühren linden (nicht braun werden lassen), **salzen** und mit heißem **Wasser** aufgießen, sodaß Klumpen entstehen, reißt diese mit einer Fleischgabel auseinander, gibt erwärmte **Butter** oder **Reformmargarine** darüber und dünstet den Sterz im Rohr unter öfterem Umrühren aus.
Oder: Man schüttet das **Mehl** auf einmal in kochendes **Salzwasser,** sodaß ein Klumpen entsteht, läßt einige Minuten kochen, macht mit dem Kochlöffelstiel in der Mitte ein Loch, dreht den Klumpen um, läßt noch einige Minuten kochen, gießt das überschüssige Wasser ab, zerreißt den Sterz mit 2 Gabeln, gibt erwärmte **Butter** oder **Margarine** darüber und läßt im Rohr ausdünsten.

MAIS

EIWEISS
KOHLEHYDRATE

Maiskolben sind nur im Herbst zu bekommen; sie werden in Salzwasser gekocht, bis die Körner weich sind und so gegessen. Man kann die Körner von den Maiskolben auch ablösen, überkochen, einfrieren und im Winter zu Salaten und Gemüsen verwenden. Maismehl und Maisflocken geben eine gute Abwechslung für unsere Küche. In manchen Gegenden Österreichs heißt der Mais „Kukuruz".

Kukuruztommerl (pikant)
K

2 Schalen **Maisgrieß,** 2 Schalen **Gemüse-** oder **Gemüsewürfelbrühe** und **Meersalz** mischen und in eine ausgefettete Pfanne geben; eine **Zwiebel** in **Reformmargarine** andünsten, grobgeraffelte bzw. kleingeschnittene **Sellerie, Karotten, Pastinak, Kohlrabi, Karfiol** usw. leicht andünsten; gehackte **Petersilie, Knoblauch** und **Majoran** darübergeben und im Rohr backen; vor dem Servieren einige **Butterflöckchen** und **Sauerrahm** darübergeben.

Kukuruztommerl (süß)
K

2 Schalen **Maisgrieß,** 2 Schalen **Wasser,** 1 EL **Sauerrahm,** 1 Prise **Meersalz** und 1 EL **Honig** werden gut verrührt, in eine ausgefettete Pfanne geschüttet und obenauf **Heidelbeeren** oder vorher erweichte **Dörrzwetschken** gegeben (das Einweichwasser kann man zum Kochen weiterverwenden); das Ganze wird im Rohr bei guter Hitze gebacken.

Maisauflauf (pikant)
K

$2/3$ Masse **Maismehl** in der doppelten Menge **Wasser** kochen, $1/3$ **Magertopfen,** 1 **Dotter,** etwas **Reformmargarine, Sauerrahm** und **Kräuter** nach Geschmack vermischen, einen Teil in eine gefettete Form geben, **Porreeringe** darüber verteilen, dann den Rest vom Mais, obenauf **Butterflocken** und kleine Stückchen von **Vollrahmkäse** oder **Bergkäse** darauflegen; alles ca. 30 Minuten im Rohr backen.

MAIS

EIWEISS
KOHLEHYDRATE

Maisauflauf (süß)
K
Eine Tasse **Maisgrieß** in 3 Tassen **Mineralwasser,** 2 EL **Sauerrahm** und **Meersalz** kochen und **Honig** oder **Birnex** daruntermengen; eine Lage davon in eine gefettete, mit **Nüssen** ausgestreute, feuerfeste Form geben, darauf **Heidelbeeren, Bananen, Rosinen** oder erweichte **Trockenfrüchte** verteilen, dann wieder eine Lage Mais und im Rohr backen.

Maisgebäck
K
100 g **Reformmargarine,** 2 **Dotter,** 3 EL **Birnex** und etwas **Zitronenschale** werden schaumig gerührt und mit 200 g **Maismehl** und ½ Paket **Naturbackpulver** zu einem Teig vermengt; auf dem Brett werden noch ca. 2 — 3 EL **Vollmehl** dazugegeben, sodaß ein nicht zu fester Teig entsteht; dieser wird dünn ausgewalkt; mit dem umgekehrten Reibeisen ein Muster daraufdrücken, runde Kekse ausstechen und auf befettetem Blech backen.

Maisschnitten
K
2 Tassen **Maismehl** werden in 4 Tassen kochendes, gesalzenes **Wasser,** dem man einen **Gemüsewürfel** beigegeben hat, eingerührt und unter ständigem Rühren dick eingekocht; nach dem Kochen kann man auch **Kräuter** dazumischen; man streicht die Masse etwa daumendick auf ein nasses Brett, schneidet daraus Quadrate, legt diese auf ein befettetes Backblech und bäckt kurz im Rohr (evtl. mit etwas **Öl** bestreichen und mit **Käse** bestreuen).

Polenta
K
Maisgrieß wird in die doppelte Menge kochendes **Wasser** eingerührt, mit **Meersalz** abgeschmeckt und unter ständigem Rühren gekocht, bis die Flüssigkeit verdunstet ist (auf der ausgeschalteten Platte nachdünsten lassen); Polenta wird mit **Gemüse** oder zu **Soßen** und **Salaten** gegessen.

Polenta mit Schafkäse (Mamaliga)
K
1 Tasse **Maisgrieß** in 3 Tassen **Wasser** einkochen, **salzen** und ¼ Stunde quellen lassen (der Polenta soll ziemlich dünn sein); in eine mit **Reformmargarine** ausgefettete Form eine Schicht Polenta geben, darauf feingeschnittenen **Schafkäse** (Brinza oder Brimsen) legen; dies wiederholen, bis die Form voll ist; mit zerlassener **Butter** übergießen und im Rohr überbacken, bis sich eine gelbe Kruste bildet; zum Servieren aus der Form stürzen.

FLEISCH

EIWEISS
KOHLEHYDRATE

In der Trennkost — wie auch bei anderen Diäten — sollte möglichst wenig Fleisch gegessen werden; zweimal wöchentlich ist vollkommen ausreichend. Vor allem sollten Fische und Hühner auf dem Speisezettel stehen.

V e r b o t e n sind paniertes, in heißem Fett rasch gebratenes und gegrilltes Fleisch, Schweinefleisch in jeder Form, fettes Fleisch, bei Kranken außerdem Wild, Gänse, Enten, Wildgeflügel und Truthühner.

E r l a u b t sind Kalbfleisch, Rindfleisch (nicht von Mastrindern), Lamm- und Schaffleisch, Kaninchen und Hühner (letztere sollten möglichst nicht aus einer Mastanstalt kommen) und vor allem Fisch.

Wurst habe ich ganz vom Speiseplan gestrichen. Selten gibt es einen Fleischhauer, der echte Diätwurst erzeugt. Bei den normalen Wurstsorten finden sich immer Schweinefleisch, Mehlanteile und Würzen, die nicht den Diätvorschriften entsprechen. Nach kurzer Zeit ist man jedoch den im Handel erhältlichen Fleischwaren so entwöhnt, daß man gar keinen Appetit mehr darauf hat.

Faschiertes

Currybraten
E

Es werden wie beim Rezept „Faschierter Braten" alle Zutaten gut vermischt, nur wird statt des Paprikapulvers **Curry** zum Würzen verwendet; anstelle des Sojagranulates kann man auch — wenn erlaubt — eine feingeriebene, rohe **Kartoffel** daruntermischen; zum Saft mischt man vor dem Anrichten **Sauerrahm**.

Faschierte Kalbfleischkugeln
E

500 g **Kalbfleisch** — man kann auch einen Teil **Schaffleisch** dazugeben — faschiert man, dünstet 1 **Zwiebel** in **Reformmargarine**, gibt **Meersalz**, 2 zerquetschte **Knoblauchzehen**, **Rosenpaprika, Tamari**, 2 EL **Mineralwasser** und 1 **Ei** dazu, vermischt alles gut und formt zu walnußgroßen Kugeln; man dünstet sie in **Öl** von allen Seiten, gießt mit etwas **Gemüsewürfel-Brühe** auf, gibt **Basilikum, Majoran** und eine Spur **Pfefferoni** dazu und läßt noch kurz aufkochen.

Faschierte Laibchen
E

200 g **Rindfleisch** und 200 g **Kalb-, Hasen-** oder **Schaffleisch** und 2 EL eingeweichtes **Sojagranulat** faschieren, mit **Knoblauch, Zwiebel**, 1 **Ei, Meersalz, Majoran, Thymian, Petersilie, Beifuß** oder **Basilikum** und etwas **Sojamehl** mischen, Laibchen formen und auf einem gefetteten Blech im Rohr backen; nach der halben Bratzeit wenden.

FLEISCH

EIWEISS
KOHLEHYDRATE

Faschierter Braten
E

200 g **Rindfleisch** und 200 g **Kalbfleisch** faschieren, mit einer mittleren, kleingeschnittenen **Zwiebel**, 1 **Ei**, **Meersalz**, frischem oder getrocknetem **Majoran**, etwas rotem **Paprika**, feingehackter **Petersilie** und 1 EL eingeweichtem **Sojagranulat** gut vermischen; auf ein Brett etwas **Sojamehl** geben und aus der Fleischmasse einen Wecken formen; in eine ovale, feuerfeste Form etwas **Öl** oder zerlassenes **Cocosfett** geben und das Fleisch im Rohr ca. ½ Stunde dünsten lassen; evtl. etwas **Wasser** oder **Gemüsebrühe** nachgießen.

Faschiertes Ragout
E

bereitet man mit den gleichen Zutaten wie für „Faschierte Laibchen", nur gibt man etwas **Wasser** dazu und dünstet in erwärmter **Reformmargarine**.

Faschiertes — südländisch
E

2 **Zwiebel** schneidet man fein, dünstet sie in kaltgeschlagenem **Öl** glasig an, gibt 4 mittlere, gut reife, in Achtel geschnittene **Paradeiser**, 2 zerdrückte **Knoblauchzehen**, feinstgehackte, frische oder in **Salz** eingelegte **Pfefferoni**, **Majoran**, **Oregano** (kann auch **Kuttelkraut** sein) und **Ysop** dazu, löscht mit 2 — 3 EL **Apfelessig** ab und gibt ca. 500 g feinfaschiertes **Rindfleisch** (mager) und ⅛ l **Wasser** dazu; man läßt alles zugedeckt ca. ½ Stunde dünsten, bis die Flüssigkeit ziemlich eingedünstet ist.

Gefüllte Paprika
E

4 schöne **Paprika** werden ausgehöhlt und mit folgender Fülle gefüllt: ¼ kg **Fleisch** (wenn möglich **Rind-** und **Kalbfleisch** gemischt) und — wenn vorhanden — frische, ausgelöste **Bohnen** werden faschiert und etwas eingeweichtes **Sojagranulat** dazugegeben; dazu gibt man feingehackte, grüne **Petersilie**, kleingeschnittene **Zwiebel**, 3 Zehen **Knoblauch**, etwas roten **Paprika**, **Majoran**, **Salz** und 1 **Dotter**; alles wird gut vermischt und in die Paprika gefüllt.
Paradeiser werden im Mixer püriert (im Winter werden eingerexte oder eingefrorene Paradeiser verwendet), in eine Pfanne gegeben und die Paprika darin weichgedünstet; man kann auch eine kleine **Kartoffel** hineinreiben oder mit etwas **Sojamehl** eindicken und noch kurz dünsten lassen; vor dem Servieren wird ein Stückchen **Butter** oder **Reformmargarine** dazugegeben.

Mititei mit Gemüse
E

500 g mageres **Faschiertes** von einem jungen Rind mit einigen EL **Wasser**, 1 **Ei**, **Salz**, 4 **Knoblauchzehen** und gehackter **Petersilie** (evtl. auch **Basilikum**) vermengen und ca.

FLEISCH

EIWEISS
KOHLEHYDRATE

2 Stunden rasten lassen; Röllchen formen, in **Öl** braten und mit verschiedenem, gedünstetem **Gemüse** garnieren.

Hase (Kaninchen)

Falscher Wildhase
E

Aus 1 Stück **Sellerie**, 1 **Karotte**, **Petersilwurzeln**, **Porree**, **Lorbeerblatt**, **Pfefferkörnern**, **Wacholderbeeren**, **Knoblauch** und in Ringe geschnittener **Zwiebel**, gut ½ l **Wasser** und **Meersalz** wird eine Beize gekocht; diese wird erkaltet über den tranchierten Hasen gegossen und einen Tag stehengelassen (ist der Hase sehr jung, erübrigt sich das Einbeizen; man gießt dann nur mit der Beize auf); den Hasen in wenig Beize in einem geschlossenen Topf dämpfen; Beize nachgießen; vor dem Servieren mit **Sauerrahm** und einem Spritzer **Obstessig** oder **Weißwein** verfeinern und den Saft evtl. mit etwas **Sojamehl** binden.
Das Vordere vom Hasen kann man für Faschiertes oder für Ragout verwenden.

Hasenragout
E

Das Vordere eines Kaninchens schneidet man in Würfel, salzt und dünstet mit kleingeschnittenem **Wurzelwerk (Karotte, Petersilie, Porree** und **Sellerie)** in **Reformmargarine** weich, würzt mit **Salbei**, grünem **Pfeffer** und etwas **Liebstöckl** und dickt mit **Sojamehl** und **Rahm** ein; vor dem Servieren kann man geschnittene **Essiggurkerln** dazugeben.

Kaninchen
E

Man salzt das zerteilte Kaninchen, gibt es mit etwas **Wasser** und **Reformmargarine** in eine feuerfeste Form, würzt mit **Salbei, Beifuß, Pimpernelle** oder mit **Quendel**, etwas Knoblauch, wenig **Maggikraut** und **Salbeiblatt** und dünstet es im Rohr weich; den Saft kann man natur belassen oder mit etwas **Sauerrahm** und **Sojamehl** eindicken.
Das Vordere vom Hasen kann man für Faschiertes oder für ein Ragout verwenden.

Huhn

Faschierte Hühnerlaibchen
E

Reste von gekochtem oder gebratenem **Hühnerfleisch** faschieren, mit 1 EL eingeweichtem **Sojagranulat**, 1 **Ei**, feingeschnittenen, leicht angedünsteten **Zwiebeln**, gehacktem **Knoblauch**, viel feingeschnittener **Petersilie, Basilikum, Rosmarin** und etwas **Meersalz** gut abmischen; Laibchen formen und in kaltgeschlagenem **Öl** braten oder im Rohr am Blech backen.

FLEISCH

EIWEISS
KOHLEHYDRATE

Gefülltes Huhn im Tontopf
E

Aus faschiertem **Kalbfleisch,** etwas eingeweichtem und faschiertem **Sojagranulat, Meersalz,** grünem **Pfeffer, Basilikum, Muskat, Majoran, Petersilie, Rosmarin** und angedünsteten **Zwiebelscheiben** eine Fülle bereiten und diese sehr gut abmischen; ein vorbereitetes Hühnchen damit füllen, mit **Salz, Paprika** und **Rosmarin** würzen und dieses in einen Tontopf geben, der 20 Minuten lang in kaltes **Wasser** gestellt wurde; grobgeschnittene **Karotten** und **Sellerie,** geviertelte **Zwiebel** oder **Frühlingszwiebeln** und einige **Knoblauchzehen** rundherum legen und salzen; mit **Weißwein** aufgießen, zudecken und in den kalten Backofen stellen; ca. 1½ Stunden bei 225 Grad braten.

Gewürzhuhn
E

Ein junges **Huhn** wird in 10 — 12 Stücke zerteilt; eine mittlere **Zwiebel,** 2 **Knoblauchzehen** und 1 säuerlicher **Apfel** werden kleingeschnitten, in erwärmter **Reformmargarine** leicht angedünstet, 2 Teelöffel **Curry,** 2 Teelöffel **Rosenpaprika** und ganz wenig **Muskat** dazugegeben und kurz durchgedünstet; dann werden 2 **Paradeiser,** ca. ½ l **Wasser,** ein Spritzer **Apfelessig,** 2 EL **Tamari** und die Hühnerteile beigegeben und ca. ½ Stunde gedünstet; knapp vor dem Kochende werden 100 g abgezogene, gehackte **Mandeln** daruntergemischt und mit **Gewürzgurkerln** (selbst eingelegte oder vom Reformhaus) oder **Mixed Pickles** serviert.

Hühnerbrüste (gefüllt)
E

Gedünstete **Broccoli** mit in **Butter** angedünsteten **Zwiebeln** vermischen, kurz dünsten lassen, mit **Knoblauchzehen, Meersalz** und **Paprika** abschmecken und auskühlen lassen; entbeinte **Hühnerbrüste** seitlich einschneiden und füllen; mit einem Zahnstocher die Öffnung schließen, mit **Meersalz** und **Paprika** würzen, in eine gebutterte feuerfeste Form geben und im Rohr zugedeckt dünsten lassen; nach etwa 20 Minuten mit etwas **Weißwein** aufgießen.

Hühnerbrüste in Gelee
E

4 **Hühnerbrüste** enthäuten und in einer Brühe aus gehackter **Zwiebel,** ¼ l **Wein** und **Salz** 8 Minuten langsam kochen; Fleisch herausnehmen, die Brühe im Kühlschrank erkalten lassen und dann das Fett von der Oberfläche entfernen; ⅜ l heiße **Gemüsebrühe** zugießen und 10 Blatt gequollene **Gelatine** darin auflösen, abseihen und auskühlen lassen; **Paradeiser** schälen und vierteln und frische **Pfirsiche** in dünne Scheiben schneiden; in eine Kastenform 1 cm hoch Gelee füllen und fest werden lassen; geschnittenes Geflügelfleisch, Paradeiser, Pfir-

FLEISCH

EIWEISS
KOHLEHYDRATE

siche und einen Zweig **Petersilie** daraufschichten und mit Gelee auffüllen; über Nacht erstarren lassen, dann die Form in heißes Wasser tauchen und auf eine Platte stürzen; mit **Kapernsoße** (Rezept S. 89) servieren.

Hühnerbrüste (überbacken)
E

Entbeinte **Hühnerbrüste** zwischen Pergamentpapier legen und vorsichtig flach klopfen; mit **Salz** würzen und in **Sojamehl** tauchen; in etwas **Butter** oder **Reformmargarine** auf beiden Seiten langsam kurz braten lassen; Hühnerbrüste in eine feuerfeste ausgebutterte Form geben, auf jede Scheibe Huhn eine Scheibe **Käse** legen, mit **Parmesan** bestreuen und mit **Hühnerbrühe** (wenn vorhanden) oder **Gemüsebrühe** beträufeln; unbedeckt etwa 10 Minuten im Rohr überbacken.

Hühnergeschnetzeltes
E

2 **Hühnerbrüste** in dünne Scheiben schneiden, **salzen**, in **Sojamehl** wälzen und mit **Knoblauchzehen** in **Reformmargarine** dünsten; **Rosmarin** dazugeben und das Fleisch herausnehmen; ⅛ l **Obers**, 50 g **Butter** und 1 Teelöffel **Edelsüß-Paprika** in die Soße geben und das Fleisch darin wieder erhitzen; mit **Petersilie** und **Zitronenscheiben** garnieren.

Hühnerschnitzerl (natur)
E

Die **Hühnerbrüstchen** werden vorsichtig von den Knochen gelöst (falls sie zu dick sind, werden sie durchgeschnitten), leicht geklopft und **gesalzen**; sie werden in **Butter** auf beiden Seiten angedünstet, mit etwas **Wasser** aufgegossen, weichgedünstet und evtl. mit gehackter **Petersilie** bestreut.

Hühnertopf
E

Ein **Suppenhuhn** ausnehmen, gut waschen, in einige Stücke zerlegen, in kochendes **Wasser** geben, **Wurzelwerk (Sellerie, Karotte, Petersilie** oder **Pastinak** und eine Stange **Porree)**, einige **Pfefferkörner, Wacholderbeeren, Meersalz** und 1 **Lorbeerblatt** dazugeben und (evtl. im Dampftopf) weichkochen; Fleisch und Wurzelwerk aus der Suppe nehmen, die Suppe durchseihen und das Fett abschöpfen; das Fleisch und das Wurzelwerk nudelig schneiden, in die Suppe zurückgeben und reichlich mit **Schnittlauch** bestreuen; will man das Gericht reichhaltiger haben, gibt man **Eingetropftes** oder nudelig geschnittene **Frittaten (Ei** und **Sojamehl)** hinein.

Paprikahuhn
E

Man kann dazu ein **Suppenhuhn** verwenden, es soll aber im Dampftopf vorgekocht werden.
In erwärmtem **Cocosfett** reichlich **Zwiebeln** andünsten und zerdrückten **Knoblauch** dazugeben; das Huhn in Stücke

FLEISCH

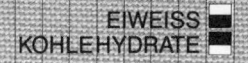

EIWEISS
KOHLEHYDRATE

schneiden, zu den Zwiebeln geben, **salzen, Rosenpaprika** und etwas frischen oder getrockneten **Majoran** oder **Thymian** dazugeben und mit so viel **Hühnersuppe** aufgießen, daß das Fleisch nicht ganz bedeckt ist; nun das Huhn weichdünsten; das Fleisch herausnehmen, die Stücke im ganzen, oder noch besser von den Knochen gelöst, servieren (die Haut abziehen und weggeben), in schöne Stücke schneiden und evtl. den Saft passieren; will man den Saft eindicken, verwendet man etwas **Sojamehl,** das man in wenig Wasser verrührt hat, kocht nochmals auf, gibt das Fleisch und vor dem Servieren **Sauerrahm** dazu.

Kalb

Husarenkoteletts
E

In eine feuerfeste Form wird etwas **Reformmargarine** gegeben; darauf gibt man einen Sockel von nudelig geschnittenem **Gemüse: Sellerie, Pastinak** oder **Petersilie, Karotten, grüne** und **rote Paprika** (ca. 1 cm hoch), darüber kleingehackte **Zwiebeln** und wenig kleinstgehackte **Pfefferoni,** einige möglichst frische **Salbeiblätter** und kleingeschnittene **Knoblauchzehen;** pro Person wird ein **Kalbskotelett** leicht geklopft, **gesalzen,** auf den Sockel gelegt und zugedeckt im Rohr ca. 1 Stunde gedünstet.

Kalbsgulasch
E

Man dünstet kleingehackte **Zwiebeln** (die Hälfte des Fleischgewichtes) in **Cocosfett** glasig, gibt **Rosenpaprika** und die würfelig geschnittene **Kalbsschulter** dazu, röstet kurz durch, gießt mit **Wasser** auf, **salzt** und dünstet weich; vor dem Servieren gibt man **Sauerrahm** dazu; will man die Soße sämiger haben, rührt man in den Rahm 1 EL **Sojamehl** und kocht nochmals auf.

Kalbskoteletts mit Wurzeln und Kräutern
E

Pro Person wird ein **Kotelett** gewaschen, geklopft, die Haut einige Male eingeschnitten, **gesalzen,** mit etwas **Sojamehl** bestaubt, und in erwärmter **Reformmargarine** leicht angedünstet; inzwischen erwärmt man in einer anderen Pfanne Reformmargarine oder **Butter,** dünstet darin mit etwas **Wasser** nudelig geschnittene **Sellerie,** gelbe **Rüben** oder (wenn diese nicht zu bekommen sind) **Karotten** und kleingeschnittene **Petersilie, Sauerampfer** und **Kerbelkraut;** dann gibt man das Fleisch und etwas **Zitronensaft** dazu, gießt mit **Gemüsebrühe** auf und läßt ca. eine ¾ Stunde langsam dünsten, bis das Fleisch weich ist; die Koteletts werden herausgenommen und warmge-

FLEISCH

EIWEISS
KOHLEHYDRATE

stellt, die Soße passiert oder im Mixer püriert und wenn nötig noch etwas Flüssigkeit dazugegeben; zum Schluß rührt man 1 — 2 EL **sauren Rahm** darunter (nicht mehr kochen lassen!).

Kalbskoteletts (natur)
E

Pro Person ein **Kalbskotelett salzen,** in erwärmter **Butter** oder **Reformmargarine** andünsten, mit etwas **Wasser** aufgießen und zugedeckt langsam dünsten lassen; öfters wenden und wenig Wasser nachgießen; mit etwas **Zitronensaft** würzen.

Kalbs-Naturschnitzerl
E

Dünne **Kalbsschnitzerl** werden von der Haut befreit, leicht geklopft, **gesalzen** und auf einer Seite mit etwas **Sojamehl** gestaubt; ein Stückchen **Butter** wird erwärmt, die Schnitzerl mit der bemehlten Seite eingelegt, kurz angebraten, gewendet (die Butter darf nicht braun werden), mit etwas **Wasser** aufgegossen; die Schnitzerl in der Soße langsam weichdünsten.

Kalbssulz
E

Ein halber **Kalbskopf,** wenn erhältlich auch ein **Kalbsfuß,** wird geputzt, gewaschen und in nicht zu viel **Wasser** zugestellt; dann gibt man **Salz,** 2 **Karotten,** 1 **Petersilwurzel,** eine kleine **Sellerieknolle,** 1 **Lorbeerblatt,** einige **Pfeffer-** und **Wacholderkörner** und die Schale einer halben **Zitrone** dazu und kocht so lange, bis sich das Fleisch vom Knochen löst und weich ist; dann wird das Fleisch herausgenommen, von den Knochen gelöst und das Fleisch und das Wurzelwerk in feine Streifen geschnitten; Fleisch und Wurzelwerk legt man dann in eine Schüssel und gibt einige Löffel gekochte **Erbsen** und kleingeschnittene **Essiggurkerln** dazu; die Suppe kann man mit einem geschlagenen **Eiklar** aufkochen, um sie zu klären; dann seiht man sie über die Zutaten, gibt einen Spritzer **Obstessig** dazu, mischt gut durch, stellt die Schüssel an einen kalten Ort und läßt den Inhalt erstarren (mindestens einige Stunden stehen lassen); vor dem Servieren wird die Sulz gestürzt; dazu legt man ein heißes Tuch über die Schüssel oder gibt sie kurz in heißes Wasser (Achtung, eine Glasschüssel kann springen!), verziert die Sulz mit einer in Ringe geschnittenen **Zwiebel,** evtl. mit in Scheiben geschnittenem, hartgekochtem **Ei** und **Gurkenfächern** und reicht dazu eine Marinade aus **Zitrone** oder **Essig** und **Öl;** man kann auch **Karfiolsalat** oder sonstigen **Gemüsesalat** dazugeben.
Man kann auch aus einem Stück **Rindskopf** und **Rindsfuß** nach obigem Rezept eine Sulz bereiten.

FLEISCH

EIWEISS
KOHLEHYDRATE

Lamm

Irish Stew
E
Beliebiges **Lamm-** oder **Schaffleisch** wird in Portionen geschnitten, **gesalzen**, mit ganzen **Zwiebeln,** ganzen **Karotten,** etwas **Knoblauch, Lorbeerblatt, Pfefferkörnern** und so viel **Wasser** in eine feuerfeste Form gegeben, bis das Fleisch bedeckt ist; sodann wird das Ganze zugedeckt im Rohr gedünstet; das Fleisch wird mit Suppe und Gemüse gegessen.

Junglammschlögel „Osterlamm"
E
Hierzu eignet sich am besten ein Schlögel von einem ca. ½jährigen **Lamm** (ca. 1½ — 2 kg). Den Knochen läßt man sich vom Fleischhauer auslösen, dann kann man das Fleisch rollen und binden.
Man wäscht das Fleisch und reibt es auf allen Seiten mit **Meersalz** und zerdrücktem **Knoblauch** ein; in die Pfanne gibt man etwas **Wasser,** das Fleisch, die Knochen und einige frische oder getrocknete **Salbeiblätter,** deckt mit einer Folie ab und läßt 1½ Stunden mehr dünsten als braten (öfters nachsehen, ob genug Flüssigkeit vorhanden ist); ¼ Stunde vor dem Servieren deckt man ab, damit das Fleisch etwas Farbe bekommt; man legt den Schlögel auf eine Platte — er soll ganz zu Tisch kommen und erst dort tranchiert werden —, den größeren Knochen schiebt man in das gerollte Fleisch, bindet an das Ende eine bunte Schleife und verziert mit **Karfiolröschen, Broccoli, Karotten,** zu Blüten geschnittenen **Radieschen** und grüner **Petersilie.**

Lammgeschnetzeltes
E
500 g Schlögel von einem **jungen Lamm** in feine Streifen schneiden; 2 mittelgroße **Zwiebeln** in **Cocosfett** andünsten, 2 — 3 Zehen **Knoblauch** und **Meersalz** unter ständigem Rühren zugeben; ebenso einen schwachen EL **Sojamehl** mit einem Schuß **Weißwein** oder **Mineralwasser** ablöschen, mit Suppe aus **Kalbs-** oder **Lammknochen** aufgießen, so daß das Fleisch bedeckt ist und so lange dünsten lassen, bis der Saft völlig eingedickt ist.

Lammgulasch
E
Zwiebeln (ca. ⅓ des Gewichtes einer **Junglammschulter**) nudelig schneiden und in **Cocosfett** leicht andünsten; eine grüne, kleingeschnittene **Paprikaschote** dazugeben und mitdünsten; inzwischen das Fleisch vom Knochen lösen und in kleine Würfel schneiden; in etwas **Cocosfett** andünsten, **salzen,** Vorgedünstetes dazugeben, weiters ganz wenig **Pfeffero-**

FLEISCH

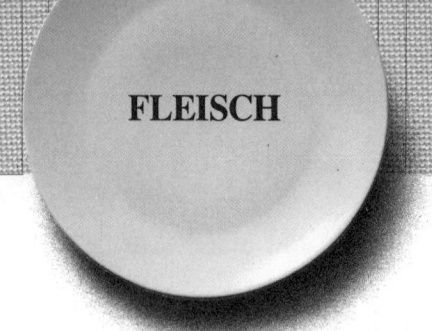

EIWEISS ▬
KOHLEHYDRATE ▬

...ni (frisch oder eingelegt), ein paar Blätter **Salbei** und roten **Paprika** und das Ganze weichdünsten; gibt man das Gulasch in eine feuerfeste Form, kann man es im Backrohr fertigdünsten.

Lammkoteletts

E ▬

Man schneidet die **Koteletts** zu je 2 Rippen ab und nimmt eine der Rippen weg; dann klopft und **salzt** man die Koteletts, brät sie wie das Naturschnitzerl und reicht sie zu gemischtem **Gemüse**.
Oder:
Man wendet zarte **Koteletts** in geschlagenem, gesalzenem **Ei** und in **Parmesankäse,** brät sie in **Reformmargarine** auf beiden Seiten und serviert sie mit **Gemüse**.
Oder mit **grünen Erbsen:**
Man wendet die gesalzenen **Koteletts** in **Sojamehl,** brät sie in **Butter** (achtgeben, Butter soll nicht zu heiß und nicht braun werden!), gießt mit **Suppe** oder **Gemüsebrühe** auf, gibt grüne **Erbsen** und feingeschnittene **Petersilie** dazu und dünstet die Koteletts weich.
Oder mit **Zwiebeln:**
Man schneidet **Zwiebeln** in Ringe, dämpft diese in etwas **Reformmargarine** an, legt die **gesalzenen Koteletts** darauf, läßt sie ein wenig andünsten, gießt mit **Suppe** oder **Gemüsebrühe** auf und läßt sie weichdünsten.
Oder mit **Knoblauch** gespickt:
(Dazu kann man auch **Koteletts** vom älteren Schaf nehmen.) Man sticht Löcher in das **gesalzene** Fleisch, streicht feingeschnittene **Petersilie** gemischt mit zerdrücktem **Knoblauch** hinein, dünstet die Koteletts mit **Reformmargarine** und **Wurzeln** an, gießt mit **Suppe** auf und dünstet sie weich.

Rindfleisch

Geschnetzeltes Rindfleisch

E ▬

400 g **Roastbeef** in hauchdünne Scheibchen schneiden, in kaltgeschlagenem **Öl** anbraten und herausnehmen; im gleichen Fett gehackte **Zwiebelscheiben** und **Knoblauchzehen** dünsten, ca. 500 g **Chinakohl** und 1 rote **Paprikaschote,** beides in Streifen geschnitten, mitdünsten, mit **Gemüsebrühe** aufgießen, mit **Meersalz** und etwas **Sojasoße** abschmecken und einige Minuten lang langsam kochen lassen; das Fleisch im Gemüse nur erwärmen.

FLEISCH

EIWEISS
KOHLEHYDRATE

Kranewittbraten
E

1 kg saftiges **Rindfleisch** im ganzen wird mit 2 EL gehackten oder zerdrückten **Wacholderbeeren (Kranewittbeeren)** eingerieben, in Alufolie gewickelt und mindestens 2 Tage im Kühlschrank aufbewahrt; für die Beize werden ½ l **Wasser, Apfelessig**, eine gehackte **Zwiebel**, die Schale einer ½ ungespritzten **Zitrone, Beizkräutl, Salz, Pfefferkörner, Petersilie** und **Sellerieblätter** ¼ Stunde lang gekocht; erkaltet gießt man die Beize über das Fleisch, das man am besten in eine feuerfeste Schüssel gegeben hat; nun läßt man es 3 Tage zugedeckt stehen (täglich die Beize abgießen, aufkochen und wieder über das Fleisch gießen!); für die Zubereitung wird das Fleisch in erwärmtes **Cocosfett** gelegt, etwas Beize daraufgegeben und gedünstet bis es weich ist (1½ — 2 Stunden), wobei öfters etwas Beize nachgegossen wird; der Rest der Beize wird mit ⅛ l **Sauerrahm** abgerührt, mit dem Saft noch aufgekocht und einige zerdrückte **Kranewittbeeren** dazugegeben.

Majoranfleisch
E

Feingehackte **Zwiebeln** (ca. ½ Gewicht des Fleisches) in **Cocosfett** andünsten, das **Rindfleisch** in dünne Scheiben schneiden, zu den Zwiebeln geben und andünsten; 1 Kaffeelöffel frischen oder getrockneten **Majoran** und ebensoviel **Kümmel,** einige **Knoblauchzehen, Salz,** 1 EL **Obstessig** und 1 — 2 **Paradeiser** zugeben und weichdünsten; will man den Saft dicker haben, in ein wenig **Wasser** 1 EL **Sojamehl** rühren und noch kurz aufkochen lassen; vor dem Servieren mit **Sauerrahm** legieren.

Oberösterreichischer Mostbraten
E

¼ l **Wasser** mit **Wurzelwerk (Karotte, Petersilie, Sellerie, Porree, Pastinak,** geschnittene **Zwiebel, Lorbeerblatt, Pfeffer-** und **Wacholderbeeren)** ca. 15 Minuten kochen und auskühlen lassen; ca. ½ l **Apfelmost** (oder Apfelwein) dazugeben, 1 kg **Rinderbraten** hineinlegen und 3 Tage beizen lassen; das Fleisch herausnehmen, abtropfen lassen, mit **Salz,** wenig **Majoran** und **Reformsenf** einreiben, in erwärmtem **Cocosfett** andünsten, mit der Beize aufgießen und weichdünsten; die Soße mit ⅛ l **Sauerrahm,** dem man 1 EL **Sojamehl** eingerührt hat, binden, zuletzt einige kleingeschnittene **Dörrpflaumen** und gehackte **Walnußkerne** in der Soße erwärmen.

Ochsenschlepp
E

¾ — 1 kg **Ochsenschlepp** läßt man vom Fleischer in Scheiben hacken, dünstet mit etwas **Zwiebel** kurz in **Cocosfett** an, gießt mit genügend **Wasser** auf, **salzt** und kocht mit **Pfefferkörnern, Wacholderbeeren** und 1 **Lorbeerblatt** ca. ½ Stunde;

FLEISCH

EIWEISS
KOHLEHYDRATE

dann gibt man reichlich **Suppengrün (Karotte, Petersilwurzel, Sellerie, Porree, Pastinak, Sellerieblätter)** dazu und kocht noch eine weitere Stunde, bis das Fleisch weich ist (oder man gibt es in den Dampftopf, damit es schneller gar ist); inzwischen kocht man einige **Kraut-** oder **Kohlblätter** und schneidet sie nudelig; nun löst man das Fleisch von den Knochen, schneidet es mundgerecht, gibt es mit dem ebenfalls geschnittenen Wurzelwerk zu den Krautblättern, seiht die Suppe darüber, schmeckt mit einem Schuß **Weißwein** ab und streut feingeschnittene **Petersilie** darüber; will man die Speise noch reichhaltiger haben, gibt man **Eingetropftes** von einem **Ei** und **Sojamehl** hinein.

Pichelsteiner Topf
E

Abgelegenes **Rindfleisch** in größere Würfel schneiden, in **Cocosfett** andünsten, **salzen,** mit genügend **Wasser** aufgießen und halbweich dünsten; verschiedenes **Gemüse** der Saison in Stücke schneiden, zum Fleisch geben, alles weichdünsten, mit zerdrücktem **Knoblauch, Majoran** und **Basilikum** abschmecken und evtl. **Sauerrahm** dazugeben.

Pußta-Rostbraten
E

Eine Scheibe vom **Rindschlögel** wird **gesalzen,** mit wenig **Majoran** oder **Thymian** eingerieben und in erwärmtem **Cocosfett** auf beiden Seiten angedämpft (nicht braunbraten!); das Fleisch wird aus dem Fett genommen, in diesem eine feingehackte **Zwiebel** und einige Zehen **Knoblauch** glasig angedünstet; **gelbe, rote** und **grüne Paprikaschoten** werden in Streifen geschnitten, etwas kleingehackte **Pfefferoni** und geschnittene **Paradeiser** darübergelegt und weichgedünstet.

Rindsgulasch
E

Zwiebeln (ca. soviel wie das Gewicht des Fleisches) kleinschneiden, in **Cocosfett** andämpfen, vom Feuer nehmen und **Rosenpaprika** einrühren; das in Würfel geschnittene **Fleisch** dazugeben und mit so viel **Wasser** aufgießen, bis das Fleisch fast bedeckt ist; mit **Meersalz, Kümmel, Knoblauch** und etwas **Majoran** würzen und auf kleiner Flamme weichdünsten lassen; entweder natur belassen oder vor dem Anrichten 1 — 2 EL **Sauerrahm** daruntermischen.

Rindsrouladen
E

Die Ränder von dünnen **Rindschnitzeln** einschneiden, leicht klopfen, **salzen,** mit **Reformsenf** bestreichen, ¼ einer der Länge nach geteilten, eingelegten **Gurke,** ein Stück **Karotte,** ein Stück **Emmentaler Käse** und grüne **Petersilie** darauflegen, zusammenrollen, binden oder mit Spießchen zusammen-

FLEISCH

EIWEISS
KOHLEHYDRATE

stecken und in **Cocosfett** die Rouladen rundum leicht andünsten, mit wenig **Wasser** aufgießen, kleingehackte **Zwiebel**, ganz wenig **Pfefferoni** und etwas **Knoblauch** dazugeben und weichdünsten; entweder natur lassen oder mit etwas **Sojamehl** und 1 EL **Sauerrahm** binden; vor dem Servieren etwas Sauerrahm und gehackte **Petersilie** auf jede Roulade geben.

Seemannsfleisch
E

¼ kg **Zwiebeln** fein hacken, in etwas **Cocosfett** glasig dünsten und mit einem Schuß **Obstessig** ablöschen; ¾ kg dünnblättrig geschnittenes **Rindfleisch, Salz, Kümmel, Majoran, 1 Lorbeerblatt,** grobgeraffelte **Karotte, Petersilwurzel** und **Sellerie** zugeben und kurz durchrösten; mit **Wasser** aufgießen, 2 EL **Tamari** und 2 **Knoblauchzehen** dazugeben und alles weichdünsten; vor dem Servieren eine kleingehackte **Essiggurke** und 2 EL **Sauerrahm** darübergeben.

Zwiebelrostbraten (natur)
E

Für je 2 Personen wird eine Scheibe **Rostbraten** leicht geklopft, mit **Meersalz** und etwas **Majoran** oder **Thymian** eingerieben und in nicht zu heißem **Cocosfett** leicht angedünstet, damit sich die Poren schließen; das Fleisch wird aus dem Fett genommen und warmgestellt; 2 mittelgroße **Zwiebeln** werden pro Rostbraten fein geschnitten, in dem gleichen Fett glasig gedünstet, das Fleisch wieder dazugegeben, mit etwas **Wasser** aufgegossen, ein **Lorbeerblatt** und ganz wenig **Pfefferoni** dazugegeben und auf kleinem Feuer weichgedünstet; dann wird der Rostbraten auf eine vorgewärmte Platte gelegt, der Saft nach Wunsch passiert und einige Löffel **Sauerrahm** daruntergerührt.

Sylvester-Mitternachtstopf (Krautsuppe)
E

80 dag geschnittene **Zwiebel** in **Öl** oder **Reformmargarine** andünsten, **Paprikapulver,** je 30 dag **Kalb-, Rind-, Lammfleisch** — würfelig geschnitten — alles kurz durchdünsten, salzen, mit **Wasser** oder **Gemüsewürfelsuppe** aufgießen, halbweich kochen. Nun gibt man etwas **Sellerie, Petersilie, Karotten,** ca. 40 dag **Sauerkraut** und soviel **Flüssigkeit** dazu, daß das Ganze suppig wird, schmeckt mit **Lorbeerblatt,** etwas **Pfefferoni, Wacholderbeeren** ab und kocht alles weich. Zum Schluß gibt man Scheiben von **Diätwurst** oder **Würfeln** von **Graubündnerfleisch** dazu und serviert mit **Sauerrahm.**

FISCHE

EIWEISS
KOHLEHYDRATE

Fische sind gesund und leicht verdaulich — ausgenommen Karpfen, Aale, d. h. fette Fische. Fische sollen nicht paniert und im Fett gebacken werden. Am leichtesten verdaulich sind sie gekocht.

Fische brauchen nur kurze Kochzeit; sie sollen vorsichtig gekocht werden, damit sie nicht zerfallen. Zum Kochen eignet sich am besten ein Fischkocher mit Einsatz, da man so die Fische leichter aus dem Sud heben kann.

Barben auf Basilikum
E

Für den Sud nimmt man ¾ l trockenen **Weißwein,** 1 ¼ l **Mineralwasser,** 50 g **Karotten,** 60 g **Schalotten,** 30 g **Meersalz, Petersil-** und **Selleriestengel, Porree, Lorbeerblatt, Thymian, grüne Pfefferkörner,** 2 **Gewürznelken** und ungespritzte **Zitronenscheiben.**
Für die Soße werden 2 EL kaltgeschlagenes **Olivenöl,** 20 g frisches, gehacktes **Basilikum** und der Saft einer ungespritzten **Zitrone** verrührt.
Der Sud wird gut durchgekocht, die **Barben** eingelegt, aufgekocht, vom Feuer genommen und ca. 15 Minuten langsam gesimmert; die Fische werden auf vorgewärmter Platte angerichtet, mit der Soße überzogen und mit je einer **Zitronenscheibe** und **Petersilie** garniert.

Curry-Seehecht
E

Ein Stück **Hecht** waschen, abtrocknen und mit **Zitronensaft** beträufeln; in einem feuerfesten Topf geschnittene **Zwiebel** in **Öl** dünsten, **Apfelscheiben** und **grüne Pfefferkörner** dazugeben; den **gesalzenen** Fisch darauflegen, mit **Curry** bestreuen, mit etwas **Fischfond** und einem Spritzer **Weißwein** aufgießen und im Rohr bei mittlerer Hitze dünsten; mit **Zitronenscheiben,** grüner **Petersilie** und gebratenen **Äpfeln** servieren.

Fische (gekocht)
E

Die **Fische** sollen möglichst ganz in das kochende **Salzwasser** kommen, dem man **Lorbeerblatt, Pfefferkörner, Suppengrün** und verschiedene **Kräuter** beigeben kann (nicht zu viel Wasser nehmen!); den Sud kann man mitessen und evtl. mit **Rahm** legieren oder mit **frischen Kräutern** bestreuen.

Fischfilet (garniert)
E

Pro Person ein Filet von **Kabeljau, Rotbarsch, Scholle** oder **Seelachs** salzen und mit **Zitronensaft** beträufeln; **Zwiebel** in **Reformmargarine** glasig dünsten, gehackte **Petersilie** und einen Spritzer **Weißwein** dazugeben, Fischfilet einlegen und

FISCHE

EIWEISS
KOHLEHYDRATE

vorsichtig dünsten; den Fisch auf eine Platte legen und warmstellen; den Fond mit **Dotter** und **Sauerrahm** verrühren, heiß werden lassen und den Fisch damit übergießen.

Fischfond
E
Für einen Fischfond verwendet man **Fischabfälle** wie **Gräten, Schwanzstücke, Köpfe** usw.; die Stücke werden mit so viel **Wasser,** daß es darübersteht, blättrig geschnittenen **Karotten, Petersilwurzel, Pastinak** und **Sellerie** kalt zugestellt; man gibt noch ein **Lorbeerblatt, grüne Pfefferkörner, Wacholderbeeren,** einige **Gewürznelken** und ein paar Körner **Anis** dazu, würzt mit **Meersalz** und läßt das Ganze kochen, bis das Wurzelwerk weich ist; man seiht ab und verwendet das Wurzelwerk für verschiedene Fischspeisen zum Garnieren; der Fond wird entweder gleich zum Aufgießen von Fisch verwendet oder man kann ihn in kleinen Portionen einfrieren.

Fischgeschnetzeltes
E
Eine feingehackte **Zwiebel** in **Cocosfett** anlaufen lassen; 500 g grätenlose **Fischfilets** in Streifen schneiden, mit gehackter **Petersilie, Kerbel** oder **Ysop** zusammen ca. 5—10 Minuten auf kleiner Flamme dünsten, **salzen,** aus dem Saft nehmen, in den Saft etwas **Sojamehl** geben, kurz andünsten, mit einem Spritzer **Weißwein** und (oder nur) mit **Wasser** aufgießen, evtl. mit **Tamari** abschmecken und über den Fisch gießen.

Fischgulasch
E
2 mittelgroße, feingehackte **Zwiebeln** in kaltgeschlagenem **Öl** glasig dünsten, **Rosenpaprika, grünen, gelben** und **roten** nudelig geschnittenen **Paprika,** eine Spur von feinstgehacktem **Pfefferoni** und **Thymian** dazugeben, mit etwas **Sojamehl** stauben oder natur belassen; mit ¼ l **Rahm** und ¼ l **Wasser** oder **Fischfond** aufgießen, **salzen,** den Saft einer ungespritzten **Zitrone** dazugeben und alles gut aufkochen; am besten das Ganze in einer feuerfesten Pfanne (die man auch auf den Tisch stellen kann) dünsten; nun kommt der in nicht zu kleine Stücke geschnittene Fisch dazu (nicht mehr umrühren, da sonst der Fisch zerfällt!); ca. 10—15 Minuten langsam gar dünsten; mit feingehackter **Petersilie** bestreuen, evtl. mit **Rahmtupfen** garnieren.

Fisch im Römertopf
E
Den Römertopf gut auswässern und verschiedene **Gemüse** darin halbweich dünsten; etwas **Salz** und wenig **Wasser** zugeben, den **Seefisch** auf das Gemüse legen, mit **Zitronensaft** beträufeln, etwas **Kerbel** oder grüne **Petersilie** darüberstreuen, mit **Kümmel** bestreuen und noch ca. ½ Stunde dünsten.

FISCHE

EIWEISS
KOHLEHYDRATE

Fischreste   **Fischreste** befreit man von den Gräten, zieht die Haut ab und
(mariniert)   legt die Stücke in eine Schüssel; hierauf mischt man **Obstes-**
E   **sig,** kaltgeschlagenes **Öl,** in Obstessig eingelegte Samen der **Kapuzinerkresse** oder **Kapern,** in Scheiben geschnittene **Schalotten** und die Schale einer ungespritzten **Zitrone,** gießt das Ganze über die Fischstücke und stellt kalt; der Fisch wird auf einer Platte serviert, mit selbstgemachter **Mayonnaise** (Rezept S. 88) oder einer **Kräutersoße** übergossen sowie mit Fächern aus milchsauren **Essiggurkerln** verziert.

Fischsulz   **Fischabfälle** mit **Zwiebel, Karotten, Petersilwurzeln,**
E   Schale von ungespritzten **Zitronen, Lorbeerblatt, Thymian, grünen Pfefferkörnern** und **Wacholderbeeren,** einem Spritzer **Essig** und **Wasser** so lange kochen, bis sich das Fleisch von den Gräten löst; aufgelöste **Agar-Agar** dazumischen und das Ganze durch ein Tuch seihen; ist die Sulz nicht klar, ein geschlagenes **Eiweiß** dazugeben und kurze Zeit weiterkochen; will man farbiges Aspik haben, einen Teil mit dem Saft von **roten Rüben** oder mit **Spinatsaft** mischen und zum Garnieren verwenden.

Forelle blau   Pro Person eine **Forelle** im Gewicht von 200—250 g ausneh-
E   men, gut waschen (die Haut nicht verletzen!), bei Maul und Schwanz zusammenbinden und in einem Sud von **Wasser,** einem Schuß **Weißwein, Salz, Essig** und **Estragonkraut** ca. 15 Minuten ziehen (nicht kochen) lassen; vorsichtig aus dem Sud nehmen; vor dem Anrichten mit zerlassener **Butter** übergießen; dazu paßt gut ein **Gemüsepüree.**

Forelle   **Forelle** putzen, waschen, innen und außen salzen, mit **Knob-**
(gedünstet)   **lauch** leicht einreiben und in erwärmter **Butter** im Rohr lang-
E   sam dünsten; sehr gut ist der Geschmack, wenn man einige Blätter von frischer **Minze, Melisse, Basilikum, Salbei** oder **Knoblauch** in den Bauch des Fisches legt.

Forelle im   1 große **Forelle** im **Fischfond** poschieren und warmstellen;
Sauerampferfond   den Sud etwas einkochen lassen und mit **Sauerrahm** legieren;
E   frischen **Sauerampfer** in Streifen schneiden und dem fertigen Fond beifügen; über die Forelle gießen und sofort servieren.

Forelle in Aspik   Blaugesottene **Forellen** auskühlen lassen; in eine passende
E   Schüssel etwas **Fischsulz** geben, stocken lassen, die Fische

FISCHE

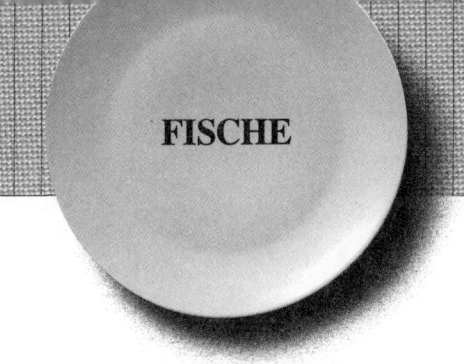

EIWEISS
KOHLEHYDRATE

mit dem Rücken auf die Sulz legen, nach und nach die restliche Sulz darübergießen, bis sie die Fische bedeckt und im Kühlschrank festwerden lassen; vor dem Servieren die Form kurz in heißes Wasser tauchen, stürzen und mit gehackter **roter Sulz, Zitronenscheiben** und **Kresse** garnieren.

Forelle in der Folie
E

Pro Person eine **Forelle** putzen, waschen, innen und außen salzen; wer **Knoblauch** will, kann den Fisch mit ganz wenig in der Presse zerdrücktem Knoblauch innen einreiben; ein Sträußchen grüne **Petersilie** dazugeben, in eine Folie wickeln und ca. ¼ Stunde im Rohr braten; eine **Zitronenscheibe** ins Maul stecken und mit warmer **Butter** beträufeln.

Grüne Heringe
E

Pro Person werden 2 grüne **Heringe** ausgenommen, gut gewaschen und innen und außen mit etwas **Meersalz** eingerieben; in eine rechteckige, feuerfeste Pfanne wird etwas kaltgeschlagenes **Öl** oder **Reformmargarine** gegeben, die Heringe nebeneinander eingeschlichtet (am besten Kopf bei Schwanz), ein **Lorbeerblatt** und ganz wenig **Thymian** oder **Majoran** darübergegeben und zugedeckt im Rohr im eigenen Saft gebraten (ca. ½ Stunde bei mittlerer Hitze); die Heringe können gleich in der Pfanne serviert werden; in das Maul steckt man ein Zweigerl **Petersilie** oder **Kerbel** und garniert mit **Zitronenspalten;** dazu paßt naturgedünstetes **Gemüse** aller Art oder auch halbierte, gebratene **Paradeiser.**

Käse-Fisch-Filet
E

Ein großes, möglichst grätenloses **Filet** vom **Seelachs** oder einem anderen Seefisch waschen, abtrocknen, mit **Meersalz** und **Zitronensaft** einreiben, in eine passende gefettete Form legen, mit feingehackter **Zwiebel, Petersilie,** evtl. etwas **Salbei** oder **Minze** bestreuen und im Rohr kurz überdünsten; mit dünnen Scheiben von **Schmelzkäse** belegen, **Butterflocken** darauflegen und fertigdünsten; vor dem Servieren mit gedünsteten **Paradeisern** garnieren.

Matrosen-Paprikafisch
E

Feingehackte **Zwiebel** in etwas **Reformmargarine** glasig andünsten, den **gesalzenen,** zerteilten **Fisch (Hecht, Waller o. ä.)** daraufgeben, mit **Wasser** aufgießen, mit **Rosenpaprika** bestreuen, ins Rohr stellen und bei mittlerer Hitze ca. 20 Minuten dünsten; während des Dünstens **Sauerrahm** zugießen; aus dem Rohr nehmen und den Saft mit **Dotter** legieren; mit gedünsteten **grünen** und **roten Paprikaschoten** garnieren.

FISCHE

EIWEISS
KOHLEHYDRATE

Pikante Fischrouladen
E

Von 4 dünnen **Goldbarschfilets** die Enden gerade schneiden; die abgeschnittenen Fischstücke **salzen** und mit einem halben **Ei** im Mixer pürieren; 1 Bund **Dille** hacken und mit einigen gehackten **grünen Pfefferkörnern** mit der Fülle mischen; Fischfilets leicht salzen, mit **Zitronensaft** beträufeln, die Fülle dünn aufstreichen, zusammenrollen und mit Garn umwickeln; gewürfelte **Zwiebel,** eine kleine **Pfefferoni, Zitronensaft,** ⅛ l **Wasser** und etwas **Weißwein** in einen Topf geben und die Fischrouladen darin bei geringer Hitze ca. ¼ Stunde dünsten; die Rouladen herausnehmen, auf einer Platte anrichten und warmstellen; Fischfond mit **Sauerrahm** und gehackter **Petersilie** verrühren, einmal aufkochen lassen und eventuell mit 1 **Eidotter** legieren; Soße über die Rouladen gießen.

Pußta-Paprikasch
E

Zwiebel kleinschneiden, in etwas **Cocosfett** glasig dünsten und zerdrückte **Knoblauchzehen,** etwas **Kümmel** und feingehackte **Pfefferoni** dazugeben; den möglichst grätenfreien **Fisch** in Stücke schneiden und mit dem Zwiebelgemisch in eine feuerfeste Form legen; etwas **Fischfond** mit **Sojamehl** binden und darübergießen; kleine Häufchen von vorgedünsteten **Karotten, Zucchini** und **Erbsen** rundherum legen, mit **Butter** beträufeln und im Rohr überbacken; vor dem Servieren mit feingehackter grüner **Petersilie** bestreuen.

Reinanke „Annegret"
E

Pro Person eine **Reinanke** waschen, schröpfen (schräg auf beiden Seiten einschneiden), **salzen,** in zerlassener **Butter** langsam beidseitig braten und vorsichtig auf eine Servierplatte legen; in die vorhandene Butter feingehackte, frische **Melisse, Minze, Kerbel, Petersilie** und einen geschälten, kleingehackten **Paradeiser** rühren und dies über die Fische schütten; mit einem Tupfen **Sauerrahm** verzieren.

Reinanken auf Frühlingszwiebeln
E

Fische waschen, **salzen** und mit **Zitronensaft** beträufeln; Alufolie mit **Butter** oder **Reformmargarine** bestreichen, kleingeschnittene Frühlingszwiebeln und einige **grüne Pfefferkörner** darauf verteilen; je einen Fisch darauflegen, einschlagen und im gut vorgeheizten Rohr 20 Minuten garen; auf eine vorgewärmte Platte legen und mit **Zitronenscheiben** garnieren.

Seefisch „Nordsee"
E

Ein schönes Stück **Schellfisch, Seehecht** oder **Rotbarsch** waschen, abtrocknen, mit **Meersalz** und **Zitronensaft** innen und außen einreiben; etwas **grünen Pfeffer** und **Petersilie** in den Bauch des Fisches geben; den Fisch in eine feuerfeste

FISCHE

EIWEISS
KOHLEHYDRATE

Form legen, etwas **Fischfond** dazugießen und mit kleingehackter **Petersilie, Minze** oder **Melisse** und **Salbei** bestreuen; einen Schuß **Bier** dazugeben und mit **Butterflocken** belegen; die Form mit einer Folie abdecken und das Gericht im Rohr dünsten; mit gebratenen **Paradeisern** und **Zitronenscheiben** servieren.

Stockfisch (gekocht)
E

Den **Stockfisch** einige Stunden vor dem Kochen stark **salzen** und vor dem Zubereiten gut abspülen; in halb **Wasser** und halb **Milch** kalt zustellen und so heiß werden lassen, bis Perlen aufsteigen; vom Feuer nehmen und so lange stehen lassen, bis man die Gräten herausziehen kann; den Fisch in Stücke schneiden und mit zerlassener **Butter,** der man feingehackte **Petersilie, Schnittlauch, Salz, grüne Pfefferkörner,** etwas **Muskatnuß** und 1 EL **Obstessig** beigegeben hat, übergießen; diese **Kräuterbutter** kann man auch über andere gekochte Fische geben.

Ungarisches Filet
E

Pro Person 1 Filet vom **Zander, Hecht** oder **Wels (Waller)** waschen, abtrocknen, mit **Zitronensaft** einreiben und ca. 15 Minuten ziehen lassen; etwas **Cocosfett** in der Pfanne erwärmen, den Fisch einlegen, **salzen**, mit **Petersilie** und etwas abgeriebener Schale einer ungespritzten **Zitrone** bestreuen und auf jeder Seite ungefähr 10 Minuten dünsten (oder im Rohr ca. 20 Minuten); inzwischen **rote, grüne** und **gelbe Paprikaschoten** und in Scheiben geschnittene **Zwiebel** und **Zucchini** mit **Rosenpaprika** bestreuen und in etwas **Reformmargarine** weichdünsten; den Fisch anrichten und mit dem Gemüse und **Paradeisscheiben** garnieren.

Gegrillte Fische
E

Kleinere **Meeres-** oder **Süßwasserfische** werden ganz, von großen Fischen Schnitzel, gewaschen mit **Salz** und **Zitronensaft** eingerieben, mit etwas **Öl** bepinselt und bei mittlerer Stufe gegrillt.
Dazu reicht man pikante Soßen und Salate.

83

SOJA

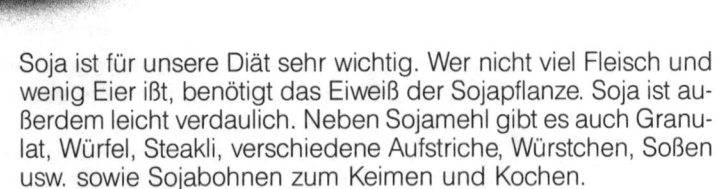

EIWEISS
KOHLEHYDRATE

Soja ist für unsere Diät sehr wichtig. Wer nicht viel Fleisch und wenig Eier ißt, benötigt das Eiweiß der Sojapflanze. Soja ist außerdem leicht verdaulich. Neben Sojamehl gibt es auch Granulat, Würfel, Steakli, verschiedene Aufstriche, Würstchen, Soßen usw. sowie Sojabohnen zum Keimen und Kochen.
Sojagranulat und -würfel sollen einige Zeit vor Gebrauch mit heißem Wasser übergossen werden. Es ist zu empfehlen, schon beim Einweichen geschmacksverbessernde Zutaten wie Tamari, Meersalz, Taki-Taki oder andere Würzen dazuzugeben, da sie dann besser in die Sojamasse einziehen können.

Tofu ist eiweißreich, fettarm und cholesterinfrei, vielseitig verwendbar — für Vorspeisen, zu Salaten, für Hauptspeisen und Gemüse usw.

Herbstlicher Soja-Gemüsetopf
E

2 mittlere **Zwiebeln** klein schneiden, in **Cocosfett** glasig dämpfen, würfelig geschnittene **rote** und **grüne Paprika, Melanzani, Zucchini,** wenig **Pfefferoni,** evtl. **Kürbis, Salz** und eingeweichtes **Sojagranulat** dazugeben und durchrösten; mit einem Schuß **Obstessig** ablöschen und **Rosenpaprika** und **Gemüsebrühe** dazugeben; etwas **Sojamehl** mit **Sauerrahm** versprudeln, in das Gemüse rühren und noch kurz aufkochen; mit zerdrücktem **Knoblauch** und **Sauerrahm** abschmecken und mit **Kräutern** bestreuen.

Käselaibchen
E

Sojalaibchen zubereiten, fertigbraten, auf jedes Laibchen eine Schnitte **Emmentaler** oder anderen **Schnittkäse** legen und bei Oberhitze im Rohr so lange überbacken, bis der Käse schmilzt; mit feingehacktem **Kerbel** oder **Petersilie** bestreuen.

Soja-Curry-Speise
E

Pro Person 2 EL **Sojawürfel** mit so viel heißem **Wasser** übergießen, bis es darübersteht; ca. ½ Stunde quellen lassen; für 4 Personen 3 mittelgroße **Zwiebeln** klein schneiden und in etwas **Cocosfett** andünsten, nach Geschmack mit **Curry** würzen, die Sojawürfel mit dem Wasser dazugeben, **salzen,** evtl. ganz wenig kleinstgeschnittene **Pfefferoni** darüberstreuen und ca. ½ Stunde dünsten lassen; vor dem Servieren 1 — 2 EL **Sauerrahm** darunterrühren und mit feingehackten **Kräutern** bestreuen.

SOJA

EIWEISS
KOHLEHYDRATE

Soja-Gemüse- 100 g **Sojawürfel** in ca. ¾ l **Wasser** einweichen, ca. 15 Minu-
eintopf ten quellen lassen und abseihen; in **Cocosfett** oder **Öl** kleinge-
E hackten **Zwiebel** andünsten, die Sojawürfel zugeben, ebenso
nicht zu klein geschnittenes **Frühlingsgemüse** wie **Erbsen,**
junge **Kohlrabi, Frühkraut** oder **Kohl, Karfiol,** junge **Karotten**, mit dem Einweichwasser aufgießen, frischen **Majoran,**
Thymian, Bohnenkraut und **Petersilie** dazugeben und
weichdünsten; mit **Tamari** würzen, evtl. 2 EL **Sauerrahm** mit etwas **Sojamehl** mischen und alles nochmals aufkochen; vor
dem Servieren ein Stückchen **Butter** dazugeben und mit etwas
Sauerrahm garnieren.

Sojagranulat Eingeweichtes **Sojagranulat** dünstet man mit kleingeschnitte-
(gedünstet) nen **Zwiebeln, Paprikaschoten,** wenig **Pfefferoni, Meersalz,**
E **Kümmel** und verschiedenen **Kräutern** ca. 20 Minuten und
kann dies über Gemüse verschiedenster Art geben.

Sojagulasch 100 g **Sojawürfel** mit ca. ¾ l heißem **Wasser** abbrühen und
Stroganoff 15 Minuten weichen lassen; dann abseihen, evtl. einmal durch-
E schneiden und in etwas **Öl** oder **Cocosfett** andünsten; pro Person ca. 50 g **Sellerie,** 50 g **Paprika** und 50 g **Karotten** oder
Möhren kleinwürfelig schneiden und in wenig **Wasser** oder
Gemüsebrühe ca. 20 Minuten dünsten; das Sojafleisch dazugeben und 15 Minuten weiterdünsten; pürierte **Paradeiser** mit
1 EL **Sojamehl,** ¹⁄₁₆ l saurem **Rahm** und 4 EL **Rotwein** verrühren, in das Gulasch geben und nochmals kurz aufkochen, gut
mit mildem **Paprika** und **Tamari** würzen und beim Anrichten
mit kleingehackten, eingelegten **Gurkerln** bestreuen.

Sojalaibchen 1 Tasse **Sojagranulat** mit 1 Tasse heißer **Gemüsebrühe** oder
E **Gemüsewürfelsuppe** übergießen und 10 Minuten quellen lassen; eine kleine **Zwiebel,** 2 Zehen **Knoblauch,** etwas **Pfefferoni,** alles feingehackt, 1 **Ei,** feingehackte **Petersilie, Majoran,**
Basilikum, Rosenpaprika, Meersalz und 1 EL **Sojamehl**
daruntermischen, Laibchen formen, in Sojamehl drehen und in
kaltgeschlagenem **Öl** oder **Cocosfett** langsam braten.

Soja- Man überbrüht pro Person 2 **Sojasteakli** mit kochendem **Was-**
Naturschnitzerl **ser,** läßt sie mindestens 1 Stunde stehen, kocht sie dann im selben Wasser ½ Stunde, nimmt sie aus dem Sud, schneidet sie
E quer fast durch, sodaß Schnitzerln entstehen, **salzt** und dünstet
sie noch eine Weile in **Butter;** mit **Petersilie** bestreuen.

SOJA

EIWEISS
KOHLEHYDRATE

Soja-Rahmschnitzerl
E
Wie „Naturschnitzerl" zubereiten, aber zum Schluß pro Person 1 schwachen EL **Sauerrahm** mit etwas **Sojamehl** verrühren, in den Saft geben und nochmals aufkochen lassen.

Soja-Rostbraten
E
Pro Person 2 **Sojasteakli** in ½ l **gesalzenem Wasser** mit 2 EL **Tamari** oder einem **Gemüsewürfel, Kümmel, Majoran, Thymian** ½ Stunde leicht kochen; inzwischen 2 geschnittene **Zwiebeln** in **Cocosfett** glasig andünsten und einen grünen **Paprika,** etwas **Pfefferoni** und 2 **Knoblauchzehen** dazugeben; die Steakli in der Stärke einmal durchschneiden, damit schöne Schnitzerln werden; zu den Zwiebeln geben und alles ca. ½ Stunde dünsten; vor dem Servieren mit **Sauerrahm** und grüner **Petersilie** garnieren.

Sojawürstchen
E
ergänzen eine Gemüsemahlzeit, können aber auch, in dünne Scheiben geschnitten, unter Salate gemischt werden.

Szegediner Gulasch
E
100 g **Sojawürfel** in ca. ¾ l heißem **Wasser,** das mit **Meersalz, Tamari** und **Majoran** gewürzt ist, ca. 30 Minuten einweichen; 200 - 250 g **Zwiebeln** kleinschneiden, einige Zehen **Knoblauch** zerdrücken, beides in **Cocosfett** oder **Öl** leicht andünsten, reichlich **Paprika** und **Kümmel** dazugeben (auch etwas feingehackte **Pfefferoni** sind sehr gut darin); kurz weiterdünsten und dann die Sojawürfel dazugeben, **salzen** und noch ca. 10—15 Minuten dünsten lassen; ½ kg selbst eingelegtes oder im Reformhaus gekauftes **Sauerkraut** beigeben und so lange dünsten lassen, bis alles weich ist; knapp vor dem Servieren 1 bis 2 EL **Sauerrahm** darübergeben.

Tofu-Geschnetzeltes
E
Tofu wird in dünne Scheiben geschnitten, in gedünstete **Zwiebel** gegeben, mit **grünen, roten** und **gelben Paprikastreifen** (evtl. **Champignons),** etwas **Pfefferoni** und **Salz** gedünstet, mit **Sauerrahm** abgeschmeckt, mit Kräutern bestreuen (Dille, Kerbel usw.).

SOSSEN

EIWEISS
KOHLEHYDRATE

Kalte Soßen

Apfelsoße
E
500 g geschälte, entkernte und geviertelte **Äpfel** werden mit einer halben geschälten **Zitrone** und etwas **Zimt** weichgedünstet und entweder mit der Schneerute zu einer sämigen Soße geschlagen oder im Mixer püriert.

Avocadosoße
E
Eine sehr reife **Avocado** halbiert man, entkernt sie, löst das Fruchtfleisch aus der Schale und zerdrückt es ganz fein; man verrührt gut mit je 1 EL **Apfelessig, Reformsenf,** mit feingehacktem **Schnittlauch** oder **Petersilie,** einer kleinen, zerdrückten **Knoblauchzehe,** einigen kleingehackten **Schalotten** oder einer kleinen **Zwiebel** und 2 EL kaltgepreßtem **Öl;** man serviert die Soße in Glasschüsserln.

Hefedressing
N
Bierhefe, Meersalz, kaltgepreßtes **Öl, Sesam** oder frische **Kräuter** gut vermengen.

Joghurtdressing
E
1 Becher **Joghurt** oder **Bioghurt,** feingehackte **Zwiebel,** etwas **Dille** und **Petersilie** vermengen und evtl. **Rosenpaprika** und eine Prise **Meersalz** daruntermischen.

Joghurt-Schnittlauchsoße
E
¼ l **Joghurt,** 1 Kaffeelöffel **Tamari,** etwas **Meersalz** und viel **Schnittlauch** verrühren.

Kaltschale mit Paradeisern
N
8 große **Paradeiser** kurz in kochendes **Wasser** geben, damit sich die Haut leicht abziehen läßt; die geschälten Paradeiser, 2 kleingeschnittene mittlere **Zwiebeln,** etwas **Meersalz,** 1 Glas **Rotwein,** ganz wenig feinstgehackten **Pfefferoni** oder scharfen **Paprika,** ein Kaffeelöfferl **Rosenpaprika,** eine Handvoll geriebene **Mandeln,** 2 EL **Oliven-** oder kaltgeschlagenes **Sonnenblumenöl,** evtl. etwas **Molke** (Kohlehydrate) — oder **Apfelessig** (Eiweiß) mixen; eine kleine, in Würfel geschnittene **Salatgurke,** einige kleingeschnittene **Oliven** und feingehackte **Petersilie** darüberstreuen und kaltstellen.

Kapernsoße
E + K
Einige EL **Mayonnaise** mit ebensoviel **Joghurt** (Eiweiß) oder **Sauerrahm** (Kohlehydrate) verrühren, mit 1 EL feingehackter **Zwiebel, Reformsenf** und kleingehackten **Kapern** (anstatt Kapern kann man auch die in Essig eingelegten Samen der **Kapuzinerkresse** verwenden; siehe Rubrik Gewürze) gut verrühren und mit einigen **Kapern** verzieren.

SOSSEN

EIWEISS
KOHLEHYDRATE

Knoblauch- In ¼ l **Sauerrahm** gibt man fein zerdrückten **Knoblauch** und
Rahmsoße **Meersalz,** einen Spritzer **Molkeessig** und einige EL selbstge-
machte **Mayonnaise.** Für Eiweißmahlzeiten kann man anstatt
E + K **Essig Zitronensaft** verwenden.

Knoblauchsoße 6 große **Knoblauchzehen** mit **Meersalz** fein zerdrücken und
E 2 **Dotter** dazuschlagen, bis die Masse schaumig ist; einige ge-
riebene **Walnüsse** darunterrühren; dann tropfenweise ca.
⅛ l kaltgeschlagenes **Öl** dazugeben (wie bei der Mayonnaise)
sowie den Saft von ½ **Zitrone** oder 2 EL **Apfelessig** und fein-
gehackte **Petersilie.**

Kräutersoße Als Grundlage nimmt man für **Eiweißmahlzeiten Joghurt,** für
E + K **Kohlehydratmahlzeiten Sauerrahm,** jeweils ¼ l, gibt einige
EL **Mayonnaise, Meersalz** und **Kräuter** dazu, je nach Jahres-
zeit angefangen vom **Sauerampfer, Bärlauch,** allen Wild- und
Gartenkräutern usw; man kann zu dieser Soße auch **Tamari** (Ei-
weiß) oder **Taki-Taki** (Kohlehydrate) zum Abschmecken neh-
men.

Mayonnaise 2 **Eidotter** werden mit **Meersalz,** etwas **Reformsenf,** einigen
(Grundrezept) Tropfen **Molkeessig** und etwas geriebener **Zitronenschale**
verrührt und tropfenweise ⅛ l kaltgeschlagenes **Olivenöl** ein-
E + K gerührt (Kohlehydrate).
Zu Eiweißmahlzeiten kann man ein ganzes **Ei** und statt Molkees-
sig Zitronensaft nehmen und etwas mehr **Öl**; diese Mayonnaise
kann auch im Mixer gemacht werden.

Pfefferminzsoße 3 Handvoll frische, junge **Pfefferminzblätter,** 1 EL geriebene
E **Walnüsse** oder **Haselnüsse,** etwas **Apfelessig** und **Meersalz**
mixen, bis ein grüner Brei entsteht; man kann auch 1 EL **Sauer-
rahm** dazugeben; paßt sehr gut zu Lammfleisch.

Rahmdressing ¼ l **Sauerrahm,** feingehackte **Zwiebel, Dille, Basilikum,** fri-
N schen **Majoran,** etwas **Bierhefe** und **Meersalz** gut vermen-
gen; anstatt Dille kann auch **Schnittlauch** oder **Kerbel** verwen-
det werden.

Salatsoße 1 Becher **Sauerrahm** mit etwas **brauner Soße** (Tartex oder
E + K ähnliches), verschiedenen **Kräutern, Reformsenf,** einem
Spritzer **Obst-** (Eiweiß) oder **Molkeessig** (Kohlehydrate) und
gemahlenem **Kümmel** verrühren und über den Salat geben.
Für die Eiweißmahlzeit kann man **Joghurt** verwenden.

SOSSEN

EIWEISS ▬
KOHLEHYDRATE ▬

Warme Soßen

Bärlauchsoße
K ▬
Aus erwärmter **Reformmargarine** und **Vollkornmehl** eine lichte Einmach zubereiten, mit **Wasser** aufgießen, **salzen** und nach Geschmack einen **Gemüsewürfel** dazugeben; gut aufkochen lassen; vom Feuer nehmen, feingeschnittenen **Bärlauch** daruntermischen und mit etwas **Sauerrahm** vermengen; diese Soße paßt sehr gut zu **Hirse** oder **Polenta.**

Bologneser Soße
E ▬
Karotten, Sellerie, Petersilwurzel, Zwiebel und **Knoblauch** faschieren, kleingeschnittene **Paradeiser** und etwas **Basilikum** dazugeben, aufkochen, mit etwas **Weißwein** und **Wasser** aufgießen und salzen; nochmals aufkochen lassen und mit **Rosmarin** und **Oregano** bestreuen.

Dillsoße
K ▬
Eine helle Einmach aus **Vollkornmehl** und **Reformmargarine** bereiten, mit **Gemüsebrühe** aufgießen, mit **Meersalz** abschmecken und aufkochen; vom Feuer nehmen, viel feingehackte **Dille** daruntermischen und mit **Sauerrahm** verfeinern.

Holländische Soße
E ▬
2 **Eigelb,** etwas **Meersalz** und **Zitronensaft** im Mixer 10 Sekunden lang verquirlen; 80 g **Butter** in einem Topf einmal aufschäumen lassen und dann langsam in dünnem Strahl in die Eigelbcreme gießen; im Wasserbad warmhalten; in die Soße können beliebige, feingehackte **Kräuter** gemischt werden.

Kapernsoße
K ▬
Eine kleingeschnittene **Zwiebel** läßt man in **Cocosfett** oder **Reformmargarine** glasig dünsten, mischt 2 — 3 EL **Vollkornmehl** dazu, gießt mit **Wasser** oder **Gemüsebrühe** auf, gibt feingehackte **Kapern** (oder selbst eingelegte **Samen** von **Kapuzinerkresse**) dazu, kocht gut auf, legiert mit **Sauerrahm** und schmeckt evtl. mit einem Spritzer **Molkeessig** ab.

Käsesoße
E + K ▬▬
2 **Zwiebeln** würfeln und in **Reformmargarine** dünsten; 2 EL **Maismehl** einrühren und ⅛ l **Obers** und ⅛ l **Wasser** zugießen; 200 g **Schmelzkäse** darin verrühren und aufkochen lassen; 2 **Eigelb** und 2 EL **Obers** verrühren und unter Rühren in die Soße gießen; nicht mehr kochen lassen; mit **Meersalz** und **Muskat** abschmecken und mit **Kerbel** bestreuen.
Zu einer Eiweißmahlzeit nimmt man statt Obers **Milch** und statt Maismehl **Sojamehl.**

SOSSEN

EIWEISS
KOHLEHYDRATE

Knoblauchsoße
K
Eine Einmach aus **Vollkornmehl** und **Reformmargarine** herstellen, mit **Gemüsebrühe** aufgießen und **salzen;** hat man jungen **Knoblauch** im Garten, kann man diesen ganz fein schneiden (auch einen Teil vom Grünen), sonst zerdrückte **Knoblauchzehen** dazugeben, mit **Meersalz** abschmecken und vor dem Anrichten etwas **Sauerrahm** dazugeben.

Paradeissoße
E
Paradeiser waschen, die Stengelansätze ausschneiden, die Paradeiser mit **Meersalz,** etwas **Tamari** und **Basilikum** mixen, evtl. etwas **Sojamehl** dazugeben und aufkochen; hat man genügend Paradeiser, dann kein Wasser dazugeben; vor dem Anrichten ein Stückchen **Butter** oder **Reformmargarine** dazugeben; man kann mit **Taki-Taki** abschmecken.

Selleriesoße
K
Aus **Reformmargarine** und **Vollkornmehl** eine helle Einmach herstellen; eine **Sellerieknolle** fein raffeln, dazugeben und mit so viel **Wasser** aufgießen, bis eine Soße entsteht; mit **Salz** abschmecken und gut aufkochen; vom Feuer nehmen, 1 — 2 EL **Sauerrahm** darunterrühren und mit feingehackten, jungen **Sellerieblättern** bestreuen; schmeckt gut zu **Polenta, Hirse** und **Reis.**

Teufelssoße
E
2 **Zwiebeln,** 2 **Knoblauchzehen,** 1 **Karotte,** 3 reife **Paradeiser** und etwas **Petersilie** grob zerkleinern und mit ¼ l **Wasser** zugedeckt einkochen; Gemüse durch ein Sieb passieren; Gemüsepüree mit 1 **Ei,** etwas **Milch,** 1 EL **Sojamehl, Salz** und einigen **grünen Pfefferkörnern** sowie etwas gehacktem **Pfefferoni** im Mixer fein pürieren.

Ungarische Soße
K
2 **Zwiebeln,** 2 **Paprika** und etwas **Pfefferoni** fein hacken, andünsten, **salzen, Curry** und süßen **Paprika** dazugeben und weichdünsten; **Basilikum** und **Kerbel** fein hacken; **Paradeiser** pürieren, erwärmen (Paradeiser dürfen zur Kohlehydratmahlzeit nicht kochen!) und alles gut vermischen; zum Schluß 1 EL **sauren Rahm** dazugeben.

Zwiebelsoße
K
1 — 2 große **Zwiebeln** fein hacken, in **Reformmargarine** glasig dünsten, 2–3 EL **Vollkornmehl** etwas mitdünsten, **salzen,** mit **Wasser** oder **Gemüsebrühe** aufgießen und gut aufkochen; dann im Mixer pürieren oder unpassiert zu Tisch geben; mit **Sauerrahm** legieren.

AUFSTRICHE

EIWEISS
KOHLEHYDRATE

Avocadoaufstrich
N
Pro Person 1 weiche **Avocado** halbieren, aushöhlen, das Fleisch zerdrücken, mit 1 hartgekochten **Dotter**, 1 mittelgroßen, feingehackten **Zwiebel, Meersalz**, etwas kaltgeschlagenem **Öl** oder **Butter**, feingehacktem **Borretsch (Gurkenkraut)** und **Zitronenmelisse** oder nach Geschmack mit anderen **Kräutern** vermischen; kurz vor der Mahlzeit zubereiten, da der Aufstrich sonst unansehnlich dunkel wird.

Dotter-Zwiebel-Aufstrich
K
Pro Person einen hartgekochten **Dotter**, feingehackte **Zwiebeln, Meersalz** und **Butter** oder kaltgeschlagenes **Öl** gut vermischen, auf **Vollkornbrot** streichen und mit feingeschnittenen **Zwiebelringen** und **Kerbel** bestreuen.

Gervais-Kräuterbutter
N
100 g **Gervais**, 100 g **Butter** oder **Reformmargarine, Meersalz**, eine kleine feingehackte **Zwiebel** und viel feingehackte **Kräuter** vermischen und mit Kräutern bestreuen.

Käseaufstrich
N
Alle **Käsearten** mit 60 % Fett i.T. und mehr kann man dazu verwenden, da sie neutral sind; Käse zerdrücken, mit **Kräutern, Meersalz**, evtl. **Rosenpaprika** und kleingehackten **Paprikaschoten** vermischen und mit **Paradeisern** verzieren.

Liptauer
N
Topfen wird passiert, mit **Sauerrahm**, feingeschnittener **Zwiebel, Kapern, Rosenpaprika**, etwas zerquetschtem **Knoblauch** und **Meersalz** vermischt und mit **Rosenpaprika, Zwiebelringen** und **Schnittlauch** garniert.

Melanzani (Auberginen)-Aufstrich
N
Nicht zu große **Melanzani** im Rohr so lange braten, bis sie weich sind; die Haut abziehen, das Fruchtfleisch zerdrücken, mit 1 feingehackten **Zwiebel, Meersalz**, wenig feinstgehacktem **Pfefferoni** und etwas kaltgeschlagenem **Öl** gut verrühren; mit **Schnittlauch** bestreuen.

Pikanter Aufstrich
N
50 g **Butter** schaumig rühren, 150 g passierten **Topfen**, 1 Eckerl **Vollrahmkäse** oder **Zwiebelgervais, Meersalz**, feingehackte **Gurkerln** (selbsteingelegt oder aus dem Reformhaus), **Kapern, Schnittlauch** oder **Kerbel** dazugeben und alles gut verrühren; mit **Rosenpaprika** bestreuen.

Topfenaufstrich
N
Mit Topfen kann man viele Variationen von Aufstrichen herstellen; **Topfen** mit **Butter** oder **Sauerrahm** abrühren und mit feingehackter **Zwiebel, Knoblauch, Kräutern, Paprikaschoten, Rosenpaprika, Gurkerln** und **Kapern** vermischen.

BROT UND GEBÄCK

EIWEISS
KOHLEHYDRATE

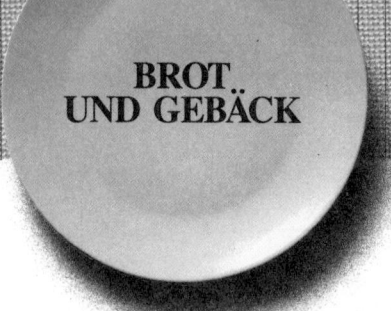

Selbstgebackenes Brot und Gebäck ist auch in der Trennkost sehr beliebt. Das Korn wird am besten frisch in der Getreidemühle gemahlen. Hat man keine Mühle, läßt man es im Reformhaus mahlen. Die Gewürze können ganz oder auch teilweise gemahlen dazugegeben werden. Hat man Weizenkleie, die man vom Mehl für Kuchen ausgesiebt hat, kann man diese gut verwenden. Brot läßt sich auch sehr gut einfrieren; man läßt es nicht ganz auskühlen, dann schmeckt es aufgetaut am besten. Man portioniert das Brot und füllt nur so viel in ein Sackerl, wie man voraussichtlich für eine Mahlzeit benötigt. Aus altbackenem Vollkorngebäck macht man Vollkornbrösel.

Feuerflecken
K

Wenn der **Vollkornbrotteig** fertig ist, nimmt man ein ca. 500 g schweres Stück davon, vermengt es mit ca. 100 g gekochten, passierten **Kartoffeln, Salz** und **Kümmel,** arbeitet es gut ab, treibt kleinfingerdicke, runde Flecken (in der Größe eines Desserttellers) aus und bäckt sie auf dem gefetteten Backblech auf beiden Seiten rasch knusprig; noch warm mit **Butter** bestrichen, sind Feuerflecken ein gutes Abendessen; man kann auch etwas zerdrückten **Knoblauch** daraufgeben.
Früher hat man die Feuerflecken im Backofen gebacken.
Feuerflecken ohne Kartoffelzugabe werden ganz dünn ausgewalkt und ohne Fett im Rohr knusprig gebacken.

Grahamweckerln
K

1 kg möglichst frisch gemahlenes **Weizenvollmehl** wird mit je 1 EL ganzen oder gemahlenen **Koriander, Kümmel** oder **Fenchel** und **Anis** und ca. 30 g **Meersalz** vermischt; man kann auch bis zu 150 g **Weizenkleie** oder 100 bis 150 g **Haferflocken** beigeben; wenn man **Molke** bekommen kann, nimmt man davon ¾ l, erwärmt sie etwas und löst darin ca. 40 g **Germ** auf (ansonsten kann man den Teig auch mit **Mineralwasser** machen oder man gibt zu ¼ l **Buttermilch** ebensoviel warmes Wasser); man mischt alles gut durch und schlägt den Teig glatt; man läßt ihn zugedeckt gehen, bis er fast die doppelte Höhe hat; dann werden daraus 20 bis 30 Laibchen, Weckerln, Kipferln oder Zöpfchen geformt, auf ein bemehltes Backblech gegeben und mit Wasser bestrichen; man kann das Gebäck mit **Mohn, Sesam** oder **Kümmel** bestreuen, dann nochmals gehen lassen und bei Mittelhitze backen; auf den Boden des Backrohres stellt man ein Gefäß mit Wasser.

BROT UND GEBÄCK

EIWEISS
KOHLEHYDRATE

Kartoffelbrot
K

1 kg frisch gemahlenes **Vollkornmehl,** 100 g **Reformmargarine,** 1 — 2 EL **Honig** oder **Birnex,** ca. 400 g gekochte, passierte **Kartoffeln,** etwas **Salz,** 40 g **Germ** (im lauwarmen **Wasser** aufgelöst) werden mit **Mineralwasser** (oder **Molke**), dem 2 EL **Sauerrahm** beigefügt wurden, zu einem mittelfesten Teig verarbeitet (man kann auch die abgeriebene Schale einer ungespritzten **Zitrone** oder **Rosinen** daruntermischen); man schlägt den Teig gut ab und läßt ihn zugedeckt gehen; aus dieser Masse werden ein Brotlaib, ein Wecken oder kleine Brötchen geformt, nochmals aufgehen gelassen und auf befettetem, bemehltem Backblech bei mittlerer Hitze langsam gebacken.

Mürbe Semmerln
K

750 g frischgemahlenes **Vollweizenmehl** mit 1 gehäuften Teelöffel **Meersalz,** 1 Teelöffel **Kümmel** und 1 TL **Anis** vermengen; 30 g **Germ** in etwas lauwarmem **Wasser** und 1 EL Mehl verrühren, aufgehen lassen und das Mehl dazumischen; 80 g **Butter** zerlassen, mit 3 EL **Rahm** und lauwarmem **Mineralwasser** gut vermischen und abschlagen, bis sich der Teig vom Geschirr löst; auf doppelte Höhe aufgehen lassen; nochmals durchkneten, eine Rolle formen, ca. 18 Stücke davon abschneiden, kleine Kugeln daraus formen und mit dem Messerrücken dreimal eindrücken, sodaß ein sternförmiges Muster entsteht; nochmals gehen lassen; einen **Dotter** mit 1 EL **Wasser** verrühren und damit die Semmerln bestreichen; bei mittlerer Hitze ca. 20 Minuten backen.

Vollkornbrot
K

Wenn man das erste Mal Brot bäckt, besorgt man sich für die nachstehend genannte Menge 300 g **Sauerteig** vom Bäcker oder vom Reformhaus. Man kann sich den Sauerteig aber auch mit **Backferment,** das ebenfalls im Reformhaus erhältlich ist, ansetzen. Die genauen Rezepte findet man auf der Packung. Sehr gut schmecken außer den üblichen Brotgewürzen **Kümmel, Koriander, Fenchel** und **Anis** auch **Sesam** (den man vorher etwas anröstet), **Sonnenblumenkerne** oder **Kürbiskerne.** Als Flüssigkeit verwendet man — wenn erhältlich — **Molke,** ansonsten nimmt man **Buttermilch,** am besten vom Bauern, da diese am natürlichsten ist. Man kann Brot auch nur aus **Roggenmehl** machen, dann ist es saftiger.
1 ½ kg **Weizen** und 1 kg **Roggen** werden mit **Gewürzen** und **Salz** nach Geschmack gemischt; 300 g **Sauerteig** oder die entsprechende Menge **Backferment** sowie 10 bis 20 g **Germ,** der in etwas lauwarmem **Wasser** aufgelöst wird, werden dazu-

BROT UND GEBÄCK

EIWEISS
KOHLEHYDRATE

gegeben und mit ½ l **Buttermilch,** die nicht ganz auf 2 l mit warmem **Wasser** aufgefüllt wird, gut abgeknetet, bis der Teig nicht mehr an den Händen klebt; er wird mit **Mehl** bestäubt und man läßt ihn an einem warmen Ort so lange gehen, bis ca. die 1 ½-fache Menge entsteht; dann wird der Teig nochmals durchgeknetet und 300 g Teig weggenommen, in ein Schraubglas gegeben und im Kühlschrank bis zum nächsten Backen aufgehoben; das ist dann der neue Sauerteig; aus dem restlichen Teig werden entweder Laibe geformt oder er wird in ausgefettete Kastenformen gegeben und nochmals gut gehen gelassen; das Brot wird bei fallender Hitze ca. 1 Stunde lang gebacken; man läßt es bei ausgeschaltetem Backrohr etwas ausdünsten; wenn man ins Rohr einen flachen Behälter mit Wasser stellt, wird die Rinde nicht so hart; vor dem Fertigwerden kann man das Brot mit **Wasser** bestreichen.

Vollkornbrot aus dem Römertopf
K

40 g **Germ** mit etwas lauwarmer **Buttermilch** oder **Molke** und 1 EL **Vollkornmehl** verrühren und aufgehen lassen; 125 g **Weizenmehl**, 250 g **Weizenschrot** (alles frisch gemahlen), 250 g **Weizenflocken,** 100 g **Leinsamenschrot,** 1 EL **Meersalz,** 250 g trockenen **Magertopfen** und erwärmte **Buttermilch** oder **Molke** mit dem Dampfl vermischen und gut abschlagen; auf doppelte Höhe aufgehen lassen, nochmals gut durchkneten und einen ovalen Wecken formen; den Römertopf in der Zwischenzeit auswässern, abtropfen lassen, eine Alufolie in der Größe des Weckens mit **Reformmargarine** befetten und in den Topf breiten; den Wecken hineinlegen, die Folie locker darüberlegen und mit einem Tuch bedecken; nochmals gut gehen lassen, den Deckel daraufgeben und im vorgeheizten Rohr bei mittlerer Hitze ca. 1 Stunde backen; das Brot aus der Form nehmen, noch ca. ¼ Stunde backen, aus dem Ofen nehmen und mit **Wasser** bestreichen.

Vollkornsalzstangerln
K

In 3 dl lauwarmem **Wasser** 30 g **Germ** auflösen, ½ kg frisch gemahlenes **Vollweizenmehl** und 1 Teelöffel **Meersalz** dazugeben, gut kneten und ca. ¼ Stunde rasten lassen; nochmals durcharbeiten, in 15 Stücke teilen und zu Dreiecken auswalken; von der Breitseite aus mit der rechten Hand einrollen und mit der linken Hand den Teigzipfel ein wenig ausziehen; die Stangen mit **Wasser** bestreichen, mit grobem **Meersalz** bestreuen, nochmals aufgehen lassen und im Rohr bei guter Mittelhitze ungefähr ¼ Stunde backen.

BROT UND GEBÄCK

EIWEISS
KOHLEHYDRATE

Vollmehl- 1 kg **Weizenvollmehl,** 80 g **Reformmargarine,** 60 g **Germ,**
weckerln ca. 30 g **Meersalz,** je 1 Teelöffel **Anis** und **Fenchel** und ca. ½ l
K ■ **Mineralwasser** mit 2 EL **saurem Rahm** vermischen und alles zusammen gut kneten (wenn der Teig zu fest ist, noch etwas Mineralwasser dazugeben); nun den Teig ruhen lassen; dann Weckerln formen, mit **Wasser** bestreichen und mit **Sesam** oder **Mohn** bestreuen; Backblech fetten, mit **Mehl** stauben, die Weckerln daraufgeben und gut gehen lassen; bei guter Mittelhitze backen.

Zwiebelbrot 500 g frisch gemahlenes **Vollkornmehl** mit 40 g **Germ,** einem
K ■ gestrichenen EL **Salz,** knapp ¼ l **Mineralwasser,** 2 EL **Sauerrahm,** 2 EL kaltgepreßtem **Öl** und 2 **Dottern** zu einem festen Brotteig mischen; 200 g **Zwiebeln** kleinschneiden und in den Brotteig arbeiten; den Teig gehen lassen, dann zu einem Wecken oder Laib formen und nochmals gehen lassen; auf befettetem und bestaubtem Blech ca. 1 Stunde backen; ins Rohr ein flaches Gefäß mit Wasser stellen.

Kräuterbrot 600 g **Roggenmehl** (Vollkornmehl), 150 g **Sauerteig,** 30 g
K ■ **Germ,** 1 gestrichener EL **Meersalz,** ca. ½ l **Wasser,** 1 EL **Kümmel** oder **Koreander, Kräuter der Saison** (Petersilie, Majoran, Thymian, Basilikum, Kerbel usw.). Das Mehl, möglichst frisch gemahlen, Salz, Kümmel und die feingeschnittenen Kräuter gut vermischen, die in lauwarmem Wasser aufgelöste Germ, Sauerteig und die übrigen Zutaten vermengen, gut kneten, ca. ½ Stunde gehen lassen. Dann den Teig noch kurz durchkneten, zu einer Rolle formen, in 10 Stücke schneiden, Wecken davon formen, nochmals gehen lassen, bei guter Mittelhitze ca. 20 Min. backen. Frisches Kräuterbrot schmeckt besonders gut mit Topfenaufstrichen, Weichkäsen oder einfach als Butterbrötchen. Altbacken kann man dieses Brot als Suppeneinlage verwenden.

MEHLSPEISEN

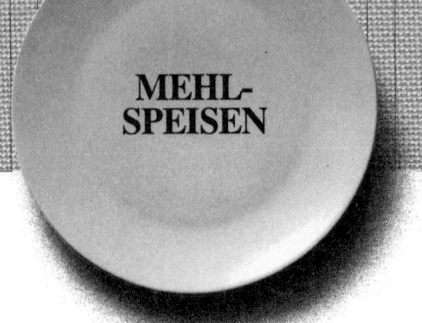

EIWEISS
KOHLEHYDRATE

GESALZENE MEHLSPEISEN

Gefüllte Taschen
K
2 Tassen **Vollkornmehl**, etwas **Salz**, 1 **Dotter**, 1 EL **Reformmargarine** mischen und so viel kaltes **Wasser** dazugeben, bis ein fester Teig entsteht und gut durchkneten; den Teig dünn ausrollen, die nachstehende Fülle aufstreichen, zusammenrollen, ca. 10 cm große Stücke mit einem Kochlöffel abdrücken und abschneiden; auf befettetem Blech im Rohr backen und zwischendurch ein- bis zweimal mit **Reformmargarine** oder zerlassener **Butter** bestreichen.
Fülle: 3 mittlere, gekochte **Kartoffeln**, ¼ kg **Magertopfen**, 1 **Zwiebel** mit **Kerbel** feinst gehackt, 1 Kaffeelöffel **grüne Pfefferkörner**, **Meersalz**, 1 Kaffeelöffel **Rosenpaprika**, etwas **Sauerrahm**; alles gut vermengen.

Käsegebäck
K
Einen **Topfenbutterteig** (Rezept S. 113) bereiten, dünn auswalken, mit **Eidotter** bestreichen und dick mit geriebenem **Parmesankäse** und **Kümmel** bestreuen; beliebige Formen ausstechen und bei guter Hitze ca. 10 Minuten backen.

Käseknödel
K
Diese bereitet man ebenso wie „Semmelknödel", nur gibt man 100 g **Vollrahmkäse** in die Flüssigkeit und zerschlägt ihn gut mit der Schneerute; man kann auch geriebenen **Schafkäse** nehmen; vor dem Anrichten reißt man die Knödel mit 2 Gabeln auf und gibt in die Spalte glasig gedünstete, feingehackte **Zwiebeln** und streut **Schafkäse** darüber.

Krautstrudel
K
Einen mittelgroßen **Krautkopf** fein schneiden und in **Öl** mit feingehackter **Zwiebel**, 1 Teelöffel **Birnex**, etwas **Meersalz** und gehackten **grünen Pfefferkörnern** weichdünsten; wenn nötig etwas **Wasser** zugeben; die Fülle auskühlen lassen; einen ausgezogenen **Strudelteig** wie zu „Birnenstrudel" (Rezept S. 99) herstellen, rasten lassen, so dünn wie möglich auswalken und ausziehen, mit der Fülle bestreichen, zusammenrollen, auf ein befettetes Blech legen und im Rohr bei mittlerer Hitze backen.

Kümmelstangerln
K
300 g **Vollkornmehl** mit ½ Paket **Naturbackpulver** mischen, etwas **Meersalz**, 1 **Dotter** und 150 g **Reformmargarine** dazugeben, alles gut abbröseln und noch soviel **Sauerrahm** dazugeben, bis sich der Teig gut kneten läßt; den Teig schnell bearbeiten, damit er nicht zu warm wird, da er dann leicht bricht; ein

MEHL-SPEISEN

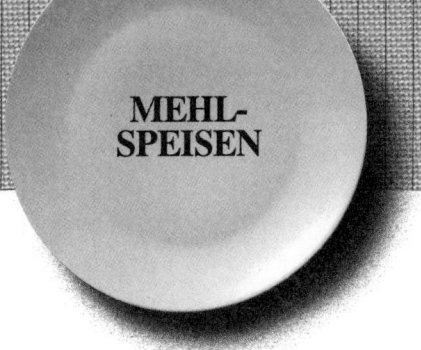

EIWEISS
KOHLEHYDRATE

Nudelbrett bemehlen, den Teig gut messerrückendick auswalken, entweder mit dem Teigradl nur Stangerln ausradeln oder kleine Kipferln oder Brezeln formen; mit **Dotter,** dem etwas **Wasser** beigegeben und der gut geschlagen wurde, bestreichen und mit etwas **Meersalz** und **Kümmel** bestreuen; bei Mittelhitze im Rohr backen. Vorsicht, Vollkornmehl wird schnell braun!

Pizza
K

300 g **Weizenvollkornmehl,** 20 g in lauwarmem **Wasser** aufgelöste **Germ,** 40 g **Reformmargarine,** etwas **Meersalz,** gemahlenen **Koriander** und gemahlenen **Kümmel** mischen und so viel kaltes Wasser dazugeben, bis ein mittelfester Teig entsteht; gut abschlagen, gehen lassen, auswalken und in eine große, befettete Tortenform geben; den Rand ein bißchen in die Höhe ziehen.
300 g feingehackte **Zwiebeln,** je eine **grüne, rote** und **gelbe Paprikaschote** (die Kerne ausschaben) nudelig schneiden, beides in **Reformmargarine** glasig dünsten, **Basilikum, Kerbel, Thymian** und **Oregano** dazugeben, alles gut mischen, auf den Teig streichen, mit **Vollrahmkäse-Stückchen** belegen und bei Mittelhitze ca. ½ Stunde backen; zum Schluß **Paradeisscheiben** darauflegen und bei abgeschaltetem Rohr erwärmen; man kann auch über die Zwiebelfülle passierten **Topfen** und einige **Butterflocken** geben oder mit **Schafkäse** bestreuen.

Semmelknödel
K

Man verrührt ¼ l **Mineralwasser,** 3 EL **Sauerrahm,** 1 Dotter, etwas **Meersalz,** feingehackte **Petersilie** und **Zwiebel,** gibt 200 g **Knödelbrot** und 100—150 g frischgemahlenes **Vollweizenmehl** dazu, vermengt alles gut und macht mit nassen Händen Knödel, die man in kochendem Salzwasser ca. 20 Minuten ziehen — nicht kochen — läßt.

Topfennockerln
K

250 g **Topfen** mit 2 **Eigelb,** 3 EL kaltgeschlagenem **Sonnenblumenöl** und 6 EL **Vollgrieß** gut verrühren; viel **Petersilie** dazugeben, **salzen,** 3 EL **Vollkornmehl** daruntermischen, gut durchrühren und mindestens ½ Stunde ziehen lassen; **Gemüsebrühe** zum Kochen bringen; am besten ein Probenockerl einlegen; wenn der Teig zu weich ist, etwas Vollmehl darunterrühren; die Nockerln einlegen, den Löffel immer wieder in die Suppe eintauchen, ganz langsam kochen (mehr ziehen lassen), bis die Nockerln an die Oberfläche kommen; sie können mit der Suppe gegessen werden — in diesem Fall gibt man

MEHL-SPEISEN

EIWEISS
KOHLEHYDRATE

Schnittlauch darüber; man kann die Nockerln auch mit Gemüse, Sauerkraut oder einer Soße essen.

Zwiebelkuchen
K

250 g frischgemahlenes **Vollkornmehl** werden mit 120 g **Reformmargarine,** 1 Prise **Meersalz,** 1 Dotter, 2 EL **Mineralwasser** und 1 Messerspitze **Natura-Backpulver** zu einem Teig verarbeitet (im Kühlschrank ca. ½ Stunde rasten lassen); inzwischen dünstet man ½ kg **Zwiebeln** in Reformmargarine glasig, gibt (wenn sie abgekühlt sind) ¼ l **Sauerrahm,** 2 **Dotter,** 1 Prise **Muskatnuß** und **Meersalz** dazu, fettet eine Tortenform aus, bestaubt sie mit **Vollkornmehl,** legt den Boden und den Rand mit dem Teig aus, gibt die Zwiebelfülle darauf, legt kleine Stücke **Vollrahmkäse** (evtl. **Zwiebelgervais**) darauf und bäckt bei mittlerer Hitze ca. ½ Stunde.

WARME MEHLSPEISEN

Apfelstrudel aus Trockenäpfeln
K

Da man wegen der Unverträglichkeit von frischen Äpfeln mit Kohlehydraten den gebräuchlichen Apfelstrudel nicht machen kann, bietet nachstehendes Rezept eine sehr gute Alternative: Für den Teig entweder den ausgezogenen Teig wie bei „Birnenstrudel" oder den Mürbteig wie bei „Waldviertler Mohnknödel (gebacken)", (Rezept S. 111), verwenden.
Für die Fülle **Trockenäpfel** in wenig **Wasser** kurz dünsten (die Apfelstücke sollen nicht zerkochen); die ausgekühlten Äpfel auf den Teig streichen, **Rosinen, Zimt** und evtl. auch geriebene **Nüsse** daraufgeben, etwas **Honig** oder **Birnex** darüber verteilen, beim ausgezogenen Teig den Teig einrollen, bei Mürbteig die Fülle nur auf das mittlere Drittel streichen und die beiden Seiten darüberschlagen; zerlassene **Butter** und **Birnex** mischen und während des Backens ein- bis zweimal damit bestreichen.

Apfel-Topfenstrudel
K

Der Teig wird gemacht wie „Waldviertler Mohnknödel (gebacken)", (Rezept S. 111), nur kommt über die Topfenfülle eine Schichte von gedünsteten **Trockenäpfeln,** wie bei „Apfelstrudel" beschrieben. Fülle: Topfen, Dotter, Honig, Zitronenschale.

Besoffener Kapuziner I
K

200 g **Vollkornbrösel,** 3 **Dotter,** 150 g **Honig** oder **Birnex** sowie ½ Paket **Natura-Backpulver** werden mit so viel **Mineralwasser** vermischt, bis ein fester Teig entsteht; man arbeitet diesen gut ab, gibt ihn in eine kleine, ausgefettete, mit **Bröseln** ausgestreute Tortenform und bäckt bei mittlerer Hitze; ca. ¾ l

MEHL-SPEISEN

EIWEISS
KOHLEHYDRATE

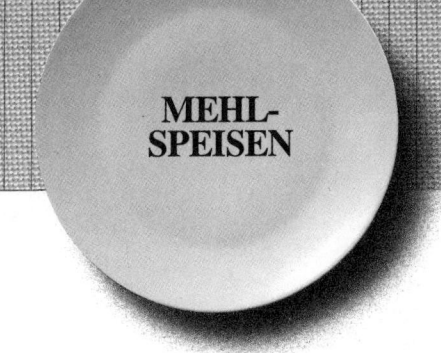

Birnenmost (süß oder vergoren — wer Alkohol verträgt, kann auch gewässerten **Weißwein** nehmen) werden mit **Birnex** nach Geschmack gesüßt, mit **Zimtrinde** und **Gewürznelken** fast zum Kochen gebracht und damit wird der Kuchen — sobald er aus dem Rohr kommt — übergossen; man gießt so lange nach, bis der Kuchen ganz durchtränkt ist; am besten serviert man ihn warm mit **Schlagobers**.

Birnenstrudel K
300 g **Weizenvollmehl** (Kleie aussieben), 1 **Dotter**, 1 EL kaltgepreßtes **Öl**, etwas **Meersalz** und 1 Spritzer **Molkeessig** mit so viel lauwarmem **Wasser** vermengen, bis ein mittelfester Teig entsteht; gut abarbeiten, bis er sehr glatt ist, einen kleinen Laib formen, auf bestaubtem Brett mit einem warmen Topf zudecken, darauf ein Gefäß mit heißem Wasser stellen und ½ Stunde rasten lassen; auf den Tisch ein Tischtuch breiten, mit Mehl bestauben, den Teig so dünn wie möglich auswalken und von allen Seiten ausziehen (Teig aus Vollkornmehl läßt sich nicht so dünn ausziehen wie Weißmehlteig!), mit zerlassener **Butter** bestreichen, geriebene **Hasel-** oder **Walnüsse** darüberstreuen, mit nicht zu weichen, geschnittenen **Birnen** belegen, etwas **Birnex** darüberträufeln, **Rosinen** daraufstreuen, mit Hilfe des Tischtuches zusammenrollen, auf ein gefettetes Backblech geben, mit zerlassener **Butter** bestreichen und langsam backen.

Germknödel K
Einen festen **Germteig** aus ½ kg **Vollkornmehl**, 20 g **Germ**, 2 **Dottern, Meersalz**, 1 EL **Birnex**, ca. ½ l **Mineralwasser** und 3 EL **Sauerrahm** bereiten und gehen lassen; Stücke schneiden, zu Flecken auseinanderziehen, in die Mitte 1 EL **Powidl** geben (**Dörrpflaumen** einweichen, faschieren und aufkochen), Knödel formen, auf ein Brett legen und zugedeckt gehen lassen; ca. 10 Minuten in kochendem **Salzwasser** nicht zu stark kochen und einmal umwenden; auf eine erwärmte Platte legen, mit zerlassener **Butter,** der etwas **Birnex** beigemischt wurde, übergießen und mit geriebenem **Mohn, Nüssen** oder **Lebkuchen** bestreuen; die Germknödeln müssen gleich gegessen werden, da sie sonst zusammenfallen.

Heidelbeerstrudel K
Einen Teig bereiten wie für „Birnenstrudel"; während der Ruhezeit 80 g **Reformmargarine** erwärmen, 100 g **Haferflocken** dazugeben und unter ständigem Rühren etwas linden; die erkalteten Haferflocken auf den ausgezogenen Teig geben, frische oder eingefrorene **Heidelbeeren** darüberstreuen, **Zimt** und **Birnex** darüber verteilen und den Strudel aufrollen; auf ein

MEHL-SPEISEN

EIWEISS
KOHLEHYDRATE

befettetes Blech legen, mit etwas **Birnex,** dem man erwärmte **Butter** zufügt, bestreichen und bei mittlerer Hitze ca. 30 Minuten backen; man kann den Strudel während des Backens nochmals bestreichen.

Marillenknödel (gebacken)
K

Aus 300 g **Weizenvollmehl,** 200 g **Magertopfen,** 1 **Dotter,** etwas **Meersalz** und 1 EL kaltgeschlagenem **Öl** macht man einen Teig und läßt ihn mindestens ½ Stunde rasten (bekommt man weiche **Trockenmarillen,** kann man diese gleich verwenden, zu feste weicht man vorher ein); in eine halbe Marille gibt man etwas kandierten **Honig,** legt die zweite Hälfte darauf, umhüllt sie mit einem Stück Topfenteig, legt die Knödel in eine befettete, feuerfeste Form und bäckt sie im Backrohr; in etwas erwärmte **Butter** oder **Reformmargarine** gibt man 1 EL **Honig** und **Vollmehlbrösel,** läßt sie etwas anrösten und gibt sie über die Knödel; man kann auch nur **Butterflocken** darübergeben und mit geriebenen **Nüssen** oder **Mohn** bestreuen und nach Geschmack mit **Honig** oder **Birnex** süßen.

Marillenknödel (gekocht)
K

Einen Teig wie für „Topfenknödel" bereiten und mit einer eingeweichten **Trockenmarille** füllen; in **Salzwasser** vorsichtig kochen und mit einer Mischung von **Vollkornbröseln** und **Birnex,** in **Reformmargarine** erwärmt, übergießen.

Nußauflauf
K

300 g **Weizen-** oder **Gerstenflocken** in leicht gesalzenem **Wasser,** dem 2 EL **Sauerrahm** beigemischt wurden, einkochen, eine Handvoll **Rosinen** dazugeben, vom Feuer nehmen und gut zugedeckt quellen lassen; nun 2 EL **Honig** oder **Birnex,** 100 g **Reformmargarine,** 100 g gemahlene **Nüsse** oder **Haselnüsse,** etwas **Zimt** und die Schale einer ungespritzten **Zitrone** mit dem Brei vermischen, in eine ausgefettete, feuerfeste Auflaufform füllen und bei Mittelhitze im Rohr goldgelb backen; mit **Heidelbeerkompott,** das mit **Birnex** gesüßt wurde, servieren.

Palatschinken
K

400 g **Weizenvollmehl** mischt man mit etwas **Meersalz,** 1—2 **Dottern,** 3 EL **Sauerrahm** und so viel **Mineralwasser,** bis ein fester Teig entsteht (man kann auch weniger Mehl und dafür etwas **Vollgrieß** dazumischen); den Teig ca. 1 Stunde rasten lassen; man bäckt dann in einer nicht zu großen Form die Palatschinken in **Reformmargarine** (sie reißen leicht) und füllt sie entweder mit **Heidelbeeren,** die man zerdrückt und mit etwas **Honig** oder **Birnex** verrührt hat, oder mit erweichten **Trocken-**

MEHL-SPEISEN

EIWEISS
KOHLEHYDRATE

früchten, die man faschieren kann und dann auch nach Bedarf süßt; man kann auch eine Topfenfülle aus **Topfen, Sauerrahm, Honig** oder **Birnex,** der Schale einer ungespritzten **Zitrone** und eingeweichten **Rosinen** nehmen.

Scheiterhaufen
K

Altbackenes Hefegebäck (z. B. übriggebliebene Osterflecken) schneidet man in fingerdicke Schnitten, gibt diese in eine ausgefettete, feuerfeste Form, streut eine Schichte **Heidelbeeren** darauf und etwas **Birnex** und dann wieder eine Lage Schnitten; ⅛ l **Sauerrahm,** ¼ l **Mineralwasser,** 1 EL **Birnex,** 1—2 **Dotter** und evtl. die abgeriebene Schale einer ungespritzten **Zitrone** schlägt man gut durch, schüttet die Mischung langsam über die Schnitten und bäckt im Rohr ca. 20 Minuten bei Mittelhitze.

Topfenknödel
K

2 EL kaltgeschlagenes **Öl** mit 2 **Dottern** abtreiben, ¼ kg **Topfen,** 4 EL **Vollkorngrieß** und etwas **Salz** dazugeben, gut durchrühren und über Nacht stehen lassen; am nächsten Tag im kochenden **Salzwasser** ziehen lassen (nicht kochen!); etwas **Reformmargarine** erwärmen, **Vollkornbrösel** darin leicht anlaufen lassen und über die Knödel geben; evtl. etwas **Birnex** darübergeben oder ungesüßt mit **Salat** essen.

Waldviertler Mohnnudeln (Schupfnudeln)
K

½ kg mehlige **Kartoffeln** werden geschält, in Viertel geschnitten und in nur so viel **Salzwasser** gekocht, daß die Kartoffeln bedeckt sind (sie sollen noch kernig sein); das Wasser wird abgegossen und aufgehoben; man schüttet 500 g **Weizenvollmehl** über die Kartoffeln, macht in der Mitte mit einem Kochlöffelstiel ein Loch, gießt das Wasser hinein und stellt das Ganze für 15 Minuten ins heiße Backrohr; auf dem Nudelbrett wird daraus schnell ein Teig gemacht, evtl. nachgesalzen, kleine Stücke von der geformten Rolle heruntergeschnitten und zu Nudeln geformt; in einem anderen Topf erwärmt man **Reformmargarine** oder **Butter,** gibt einige EL **Honig** dazu, schüttet die inzwischen im Rohr warmgestellten Nudeln hinein, gibt 300 g feingemahlenen **Mohn** darüber und schupft sie vorsichtig so lange, bis sie rundherum voll Mohn sind; gleich servieren!

Zwetschkenknödel
K

Wie „Marillenknödel", nur mit weichen **Dörrpflaumen** gefüllt; man kann auch den Teig für „Topfenknödel" verwenden: die Knödel kochen und mit einer Mischung aus **Vollkornbröseln, Birnex** und **Zimt,** in **Reformmargarine** erwärmt, übergießen.

MEHL-SPEISEN

EIWEISS
KOHLEHYDRATE

GERMMEHLSPEISEN

Besoffener Kapuziner II
K

Germteig aus ca. 250 g **Weizenvollmehl** (Kleie aussieben), 20 g **Germ,** 2 EL **Honig** oder **Birnex,** 2 **Dottern,** 50 g **Reformmargarine,** der Schale einer ungespritzten **Zitrone,** 3—4 EL **Sauerrahm** und **Mineralwasser** bereiten und zu einem mittelfesten Teig kneten; auf doppelte Höhe gehen lassen, in eine ausgefettete, bemehlte Tortenform geben, nochmals gehen lassen und bei mittlerer Hitze backen; ¾ bis 1 l **Birnenmost** mit 2 EL **Birnex,** einem Stück **Zimtrinde** und einigen **Gewürznelken** erhitzen und noch heiß langsam über den noch warmen Kuchen gießen, bis er ganz durchtränkt ist; kann warm oder kalt gegessen werden; sehr gut mit **Schlagobers!**

Blechkrapfen
K

Trennkost-Esser brauchen im Fasching auf die so beliebten Krapfen nicht zu verzichten. Freilich dürfen wir sie nicht im Fett schwimmend herausbacken, doch die Blechkrapfen schmecken auch vorzüglich.
Zu 500 g möglichst frisch gemahlenem **Vollkornmehl** (von dem man die Kleie ausgesiebt hat) einen Abtrieb von 6 **Dottern,** ca. 100 g erweichter **Butter** oder **Reformmargarine,** 1 EL **Birnex** mischen; 40 g in etwas Flüssigkeit aufgelöste **Germ,** eine Prise **Salz,** die Schale einer halben, ungespritzten **Zitrone** und einen Spritzer **Rum** dazugeben und mit so viel **Mineralwasser** (ca. ½ l) und 3 EL **süßem Rahm** vermischen, daß ein mittelfester Teig entsteht; den Teig gut abschlagen, zum Schluß noch **Rosinen** nach Geschmack dazugeben und zugedeckt an einem warmen Ort gehen lassen; nachher den Teig auf ein bemehltes Brett geben, ca. 1½ bis 2 cm dick auswalken, mit dem Krapfenstecher oder mit einem Glas Krapfen ausstechen, auf ein bemehltes Tuch geben und nochmals gehen lassen; ein Backblech mit **Reformmargarine** bestreichen, bestauben, die Krapfen darauflegen und langsam im Rohr backen; während des Backens kann man sie einige Male mit zerlassener **Butter** oder **Reformmargarine** bestreichen; dies gibt eine schöne Rinde.

Böhmische Talken
K

Einen **Germteig** aus 250 g **Mehl** (wie für den „Besoffenen Kapuziner II", nur etwas weicher) machen und gehen lassen; in Talkenformen oder Spiegeleierpfannen (man verwendet am besten 2 Pfannen) etwas **Butter** oder **Reformmargarine** warm werden lassen, in jede Vertiefung einen Eßlöffel Teig geben, langsam auf einer Seite backen, umdrehen, auf der anderen

MEHL-SPEISEN

EIWEISS
KOHLEHYDRATE

Seite backen und die fertigen Talken auf ein Blech ins nicht zu heiße Rohr legen; ¼ kg geschnittene **Dörrzwetschken** weicht man vorher ein (das **Wasser** soll die Früchte kaum bedecken), kocht sie auf, nimmt sie vom Feuer, rührt etwas **Honig** oder **Birnex, Zimt** und 1 EL **Rum** darunter (es soll wie richtiger Powidl aussehen); noch heiß gibt man ihn über die Talken und legt immer zwei übereinander.

Böhmische Talken mit Topfen
K

Man macht die Talken wie oben; diese Talken sollen aber flach werden, daher nimmt man eine Talkenform, die nicht rund gewölbt ist wie die Spiegeleierpfanne; auf jeden Talken gibt man einen Kranz von passiertem **Topfen,** den man mit etwas **Birnex** vermischt hat; in die Mitte gibt man **Powidl** wie im vorigen Rezept angegeben, über den Topfen gießt man knapp vor dem Servieren einige Tropfen warme **Butter;** diese Talken werden nicht übereinandergelegt.

Früchtebrot
K

200 g **Kletzen** (getrocknete Birnen), 200 g **Dörrzwetschken** und 200 g getrocknete **Marillen** werden weichgekocht, abgeseiht und nudelig geschnitten; 200 g **Rosinen,** 200 g nudelig geschnittene, weiche **Feigen,** 200 g geschnittene **Datteln,** 100 g gehackte **Aranzini,** 100 g gehacktes **Zitronat,** die Schale von 2 ungespritzten **Zitronen** und 200 g geschnittene **Walnüsse** werden vermischt, mit dem **Saft** der gekochten **Früchte** und ³⁄₁₀ l **Rum** vermengt und über Nacht zugedeckt stehen gelassen; am nächsten Tag gibt man 200 g **Vollkornmehl** und 5 EL **Honig** sowie 4 **Dotter** dazu und vermengt alles gut; nun bereitet man einen **Germmürbteig** aus ½ kg frischgemahlenem **Vollkornmehl,** 2 **Dottern,** etwas **Salz,** 1 EL **Birnex,** 6 EL kaltgeschlagenem **Öl,** einem Dampfl aus 20 g **Germ** und mit einigen EL **Sauerrahm** vermischtem **Mineralwasser** und läßt ihn gut aufgehen; den Teig teilt man in 4 Teile, walkt jeden dünn aus, gibt die Fruchtfülle darauf, schlägt die Wecken zusammen und legt sie mit der zusammengeschlagenen Seite auf ein befettetes, bemehltes Backblech; man läßt nochmals gehen, vermengt einen **Dotter** mit einem Löffel **Honig** und bestreicht die Wecken damit; man verziert mit **Mandeln, Nüssen** oder **Zitronat** und bäckt langsam.

Früchtekuchen aus der Krim
K

Aus 300 g frischgemahlenem **Vollweizenmehl,** 3 EL **Birnex,** 50 g **Butter** oder **Reformmargarine,** 2 **Dottern,** einer Prise **Salz,** der abgeriebenen Schale einer ungespritzten **Zitrone,** einem Dampfl aus 30 g **Germ** und lauwarmem **Mineralwasser**

MEHL-SPEISEN

EIWEISS
KOHLEHYDRATE

(gemischt mit 2 EL **Obers**) einen mittelfesten Germteig machen; für die Fülle 200 g **Feigen,** 200 g **Datteln** und 50 g **Zitronat** fein schneiden, mit heißem **Wasser** übergießen, einen Schuß **Rum** zufügen und ½ Stunde ziehen lassen; dann 100 g grob geriebene **Haselnüsse** dazugeben, gut durchkneten und eine Stange formen; den Germteig zu einem langen, schmalen Streifen auswalken, die Früchtestange darauflegen und zusammenrollen; zu einer Schnecke rollen, in eine große, gefettete Tortenform geben, mit Butter bestreichen, nochmals gehen lassen und bei mittlerer Hitze backen; nach dem Backen mit Marmelade aus **Trockenmarillen** bestreichen und mit geriebenen Haselnüssen bestreuen.

Germschnecken
K

Aus 500 g frisch gemahlenem **Weizenmehl** (Kleie ausgesiebt), 20 g **Germ,** 2 EL **Honig,** ⅛ l **Mineralwasser** mit 4 EL **saurem Rahm** vermischt, 2 **Eidottern,** 60 g **Reformmargarine,** einer Prise **Meersalz** und etwas **Zitronenschale** (ungespritzt) einen mittelfesten Teig machen; den Teig gehen lassen, ca. ½ cm dick auswalken und mit zerlassener **Reformmargarine** bestreichen; gewaschene, gut abgetropfte **Rosinen, Zimt** und etwas **Birnex** daraufgeben und den Teig einrollen; von der Rolle ca. 2 cm breite Scheiben abschneiden, mit der Schnittseite auf ein befettetes, bemehltes Blech legen und gehen lassen; im vorgeheizten Rohr bei Mittelhitze ca. 25 Minuten backen.

Gugelhupf
K

120 g kernlose **Datteln** klein schneiden, mit etwas **Mineralwasser** bis zu 50 Grad erwärmen und im Mixer zerkleinern; dann abkühlen lassen und mit 70 g **Reformmargarine,** etwas **Salz** und 2 **Dottern** abtreiben; 500 g **Vollkornmehl** (es können auch 400 g **Vollmehl** und 100 g **Heidenmehl** genommen werden), 30 g aufgelöste **Germ,** 50 g grobgeriebene **Mandeln** oder **Haselnüsse,** 70 g **Rosinen** und die Schale einer ungespritzten **Zitrone** dazumengen und mit so viel lauwarmem **Mineralwasser,** dem 2 EL **Rahm** beigemischt sind, abschlagen, bis ein mittelfester Teig entsteht; an einem warmen Ort gehen lassen; eine Gugelhupfform mit **Margarine** bestreichen, mit grobgeriebenen **Mandeln** oder **Haselnüssen** bestreuen und evtl. noch mit etwas **Vollmehl** bestauben; den Teig einfüllen, nochmals gehen lassen und bei 250 Grad ca. 25 bis 30 Minuten backen; auf 170 Grad zurückschalten und ohne das Rohr zu öffnen fertig backen.

MEHL-SPEISEN

EIWEISS
KOHLEHYDRATE

Honigstollen
K
Aus 30 g **Germ** macht man mit lauwarmem **Wasser** und etwas **Birnex** ein Dampfl, gibt 400 g **Weizenvollmehl**, 1 Prise **Meersalz**, 80 g **Reformmargarine** und 2 **Dotter** dazu, schlägt den Teig gut ab und läßt ihn mit einem Tuch bedeckt auf das Doppelte aufgehen; den Teig gibt man auf ein bemehltes Nudelbrett, walkt ihn zu einem Rechteck aus, bestreicht ihn gleichmäßig mit 200 g echtem **Bienenhonig**, streut 150 g geriebene **Walnüsse, Haselnüsse** oder **Mandeln** darauf, rollt ihn zusammen, legt ihn mit der Nahtstelle nach unten auf ein befettetes, bemehltes Backblech und läßt ihn nochmals gehen; 1 **Eigelb** verquirlt man mit etwas **Honig,** bestreicht damit den Stollen und bäckt bei mittlerer Hitze ca. 40 Minuten; dann läßt man den Stollen noch 10 Minuten im ausgeschalteten Rohr ausdunsten.

Kletzenbrot
K
Man kocht ½ kg **Kletzen** (getrocknete Birnen) und ½ kg **Dörrzwetschken** weich, seiht sie ab und schneidet sie nudelig; ebenso schneidet man ½ kg **Feigen**; ¼ kg **Zibeben** oder **Rosinen** werden dazugemischt, nach Geschmack auch ¼ kg geschnittene **Nüsse** oder **Kürbiskerne**; der **Saft** der gekochten **Kletzen** und **Zwetschken** wird daruntergemischt und über Nacht stehengelassen.
Am nächsten Tag mit 1½ kg **Weizenvollmehl** einen Brotteig machen, die Hälfte davon in kleine Stücke reißen und unter die Früchte mischen; gut durchrühren, bis man fast keinen Teig sieht; die zweite Hälfte des Teiges dünn auswalken, in 2 oder 3 Teile teilen, jeden Teil mit der Fruchtmasse füllen und zu Wecken oder Laibchen formen; mit der eingeschlagenen Seite auf ein befettetes, bemehltes Backblech legen und mit erwärmter **Butter,** der man einen Löffel **Honig** beimengen kann, bestreichen; die Brote 1 Stunde gehen lassen und langsam ca. eine ¾ Stunde backen.

Mohnbeugeln
K
Einen **Germteig** wie für „Mohnstrudel" bereiten, nur 6 EL kaltgeschlagenes **Öl** dazumengen und gut gehen lassen; den Germteig ½ cm dick auswalken, Dreiecke schneiden, die Fülle (Rezept unter „Mohnschnecken") darauf verteilen, von der Breitseite aus zusammenrollen und zu Beugeln formen; nochmals gehen lassen; 1 **Dotter** mit etwas **Wasser** abschlagen, die Beugeln damit bestreichen und bei Mittelhitze ca. 25 Minuten backen.

Mohnschnecken
K
Germteig wie für „Germschnecken" zubereiten; Fülle: ⅛ l **Mineralwasser,** 300 g geriebener **Mohn,** 100 g **Rosinen,** 4 EL

MEHLSPEISEN

EIWEISS
KOHLEHYDRATE

Sauerrahm, 2 EL **Honig** oder **Birnex** und eine Handvoll kleingeschnittene **Dörrzwetschken,** die Schale einer ungespritzten **Zitrone** und etwas **Zimt** gut aufkochen und auskühlen lassen; den Teig ca. 1 cm dick ausrollen, die Fülle aufstreichen, zusammenrollen, ca. 4 cm breite Stücke abschneiden und in die befettete, feuerfeste Form stellen; die Schnittfläche zeigt nach oben; **Butterflocken** daraufgeben und im Rohr goldbraun backen.

Mohnstrudel
K

Einen mittelfesten **Germteig** bereiten aus ½ kg frischgemahlenem **Weizenvollmehl,** 2 **Dottern,** etwas **Salz,** 1 EL **Birnex,** 20 g **Germ** (die man in etwas lauwarmem **Mineralwasser** aufgehen läßt), einigen EL **Sauerrahm** und lauwarmem **Mineralwasser** (ca. 200 ml); den Teig gut abschlagen und zugedeckt gehen lassen; den Teig ausrollen, die erkaltete Fülle (Rezept unter „Mohnschnecken") daraufstreichen, einrollen und auf befettetem Backblech langsam backen; den Strudel kann man während des Backens mit zerlassener **Butter** bestreichen, dadurch wird er mürber.

Nußbeugeln
K

Einen **Germteig** bereiten wie für „Germschnecken"; während er geht, 200 g **Haselnüsse** oder **Walnüsse** fein reiben, 8 EL **sauren Rahm,** etwas **Mineralwasser,** 2 EL **Honig,** ½ Teelöffel **Zimt** erwärmen, die Nüsse hineingeben und das Ganze kurze Zeit kochen und auskühlen lassen; den aufgegangenen Teig ½ cm dick auswalken und Dreiecke ausradeln; die Fülle auf die Teigstücke geben, von der Breitseite zusammenrollen, mit **Dotter** bestreichen und nochmals gehen lassen; im vorgeheizten Ofen bei Mittelhitze goldbraun backen.

Ofennudeln
K

Einen **Germteig** bereiten wie für „Germschnecken" und gehen lassen; eine Rolle formen, davon kleine Stücke abschneiden und diese zu Nudeln (wie kleine Buchteln) formen; in zerlassener **Reformmargarine** wälzen und in eine eckige, feuerfeste Form geben; bei Mittelhitze backen.

Osterflecken
K

Aus ½ kg **Weizenvollmehl** (Kleie aussieben) macht man einen **Germteig** wie für „Böhmische Talken", nur fester, läßt ihn gehen und teilt ihn in 4 Teile; aus jedem Teil walkt man mit dem Nudelholz einen ca. 1 cm dicken, runden Flecken aus, den man an den Rändern etwas zusammenschiebt, damit er dort dicker wird; in der Mitte soll er eine Vertiefung haben; nun macht man mit dem Teigradl ein sternförmiges Muster, läßt den Teig nochmals gehen, zieht evtl. das Muster nochmals nach, bestreicht

MEHLSPEISEN

EIWEISS
KOHLEHYDRATE

mit geschlagenem **Dotter** und bäckt bei mittlerer Hitze; zu Ostern legt man in die Mitte eines jeden Fleckens ein **gefärbtes Ei.**

Topfenbuchteln
K

Einen **Germteig** bereiten wie für „Germschnecken", der Teig soll nicht zu weich sein; gut gehen lassen, ca. 1 cm dick ausrollen, Vierecke schneiden und mit folgender Fülle füllen: ½ kg trockenen **Magertopfen** passieren, 1 EL **Birnex**, 1 Handvoll **Rosinen, Zitronenschale** und 1 **Dotter** gut mischen; auf jedes Viereck einen gehäuften EL Fülle geben, den Teig zusammenlegen, in zerlassener **Reformmargarine** wälzen, mit der glatten Seite nach oben in eine feuerfeste Form geben und nochmals gehen lassen; ca. ½ Stunde bei Mittelhitze backen.

KUCHEN UND TORTEN

Birnenkuchen
K

wie „Heidelbeerkuchen", nur mit geschnittenen Birnen belegen.

Götterspeise
K

3 **Dotter** mit 3 EL **Birnex** und 2 EL kaltgeschlagenem **Öl** schaumig rühren, 150 g frischgemahlenes **Vollkornmehl** (Kleie aussieben) mit ½ Paket **Natura-Backpulver,** der Schale einer ungespritzten **Zitrone** und, wenn der Teig zu fest ist, 1 EL süßen **Rahm** daruntermischen; den gut vermengten Teig in eine ausgefettete, bemehlte Biskuitform geben und langsam backen; ausgekühlt in Schnitten schneiden; getrocknete **Marillen** in wenig **Wasser** einweichen, faschieren und jede Schnitte damit bestreichen; in eine Glasschüssel schichtweise einlegen. ¼ l **Mineralwasser** und ⅛ l **süßen Rahm** mit etwas **Rum** mischen und über die Schnitten geben; zum Schluß im Wasserbad eine **Vanillecreme** bereiten: gut ¼ l **Mineralwasser,** ⅛ l **süßen Rahm,** 1 EL **Birnex,** 2 **Dotter, Vanillearoma** und 2 EL **Buchweizenmehl** oder gesiebtes **Vollkornmehl** gut verrühren und so lange im Wasserbad unter ständigem Schlagen erhitzen, bis eine dickliche Masse entsteht; erkaltet über die Schnitten schütten und vor dem Servieren mit **Schlagobers** garnieren.

Haselnußtorte
K

210 g **Reformmargarine,** 240 g **Honig** oder **Birnex,** 3 **Dotter** und die abgeriebene Schale einer ungespritzten **Zitrone** flaumig rühren, mit 6—8 EL **ungeschlagenem Schlagobers,** 100 g fein- und 120 g grobgeriebenen **Haselnüssen,** ½ Paket

MEHL-SPEISEN

EIWEISS
KOHLEHYDRATE

Natura-Backpulver und 210 g **Vollkornmehl** leicht vermengen, in eine kleine, befettete, bestaubte Tortenform geben und bei schwacher Mittelhitze backen; einmal durchschneiden und entweder mit **Marmelade** aus eingeweichten **Trockenmarillen,** die man faschiert und etwas eingekocht hat, oder mit **Schlagobers,** das mit **Agar-Agar** vermengt wurde, bestreichen; die Torte oben und an den Seiten mit Schlagobers bestreichen oder bespritzen und mit geriebenen **Haselnüssen** bestreuen.

Heidelbeer- 100 g **Vollkornmehl,** 150 g **Buchweizenmehl,** 50 g **Butter**
kuchen oder **Margarine** und 2 EL **Honig** gut abkneten; ist der Teig zu
K fest, etwas **sauren Rahm** oder **Obers** dazugeben; in 2 Hälften teilen, ½ cm dick auswalken, einen Teil auf das Blech legen, darüber leicht angeröstete **Haferflocken** streuen und die **Heidelbeeren** daraufgeben; evtl. ein wenig **Honig** darüberträufeln; den zweiten Teil des Teiges darauflegen und bei 180 Grad ca. ¾ Stunde backen.

Hirsetorte (Rezept S. 59).
K

Mandel- 250 g **Vollkornmehl,** 2 EL **Birnex,** 140 g **Reformmargarine,**
Marillen- 2 **Dotter,** 100 g feingeriebene **Mandeln** und 1 Prise **Zimt** rasch
Schnitten zu einem Mürbteig verarbeiten und mindestens ½ Stunde im
K Kühlschrank rasten lassen; inzwischen 150 g **Mandeln** mit der Schale fein reiben, mit 2 EL **Birnex,** 150 g **Trockenmarillen,** die man in wenig Wasser weichgedünstet hat, 1 EL **Rum** und der abgeriebenen Schale einer ungespritzten **Zitrone** gut vermischen; den Teig nicht zu dünn ausrollen, in 2 Rechtecke schneiden, eine Hälfte auf ein befettetes, bemehltes Blech legen, die Fülle daraufstreichen, die zweite Teighälfte darauflegen und bei mittlerer Hitze ½ Stunde backen; nach dem Backen den Kuchen mit Marmelade aus **Trockenmarillen** bestreichen, mit feingemahlenen **Mandeln** bestreuen und in Schnitten schneiden. Achtung: Marmelade aus Trockenmarillen hält sich nicht lange!

Mohnstrudel aus Aus dem gleichen Teig, den man für „Waldviertler Mohnknö-
Mürbteig deln" (Rezept S. 111) verwendet, kann man auch einen Mohn-
K strudel machen; man walkt den Teig ca. ½ cm dünn aus, streicht die Fülle (Rezept bei „Mohnschnecken", S. 105) in der Mitte des Fleckens auf, legt ihn links und rechts zusammen und

MEHLSPEISEN

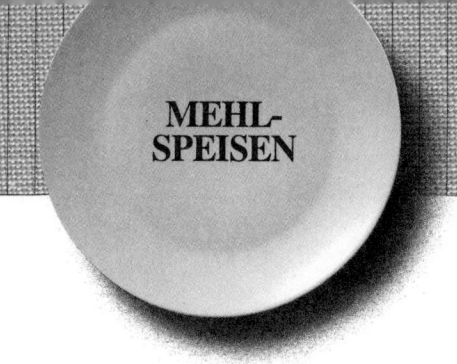

EIWEISS
KOHLEHYDRATE

gibt ihn auf ein befettetes Blech (man kann auch mit dem Kochlöffelstiel ca. 10 cm lange Stücke abdrücken); der Strudel wird mit zerlassener **Reformmargarine** bestrichen und langsam gebacken; aus der unter „Waldviertler Mohnknödel" angegebenen Menge erhält man 2 Strudel.

Nuß-Karotten-Torte
K

300 g **Nüsse** und 300 g **Karotten** nicht zu fein reiben, 120 g **Honig** oder **Birnex**, 1 **Dotter**, 3 EL **Obers** und ½ Paket **Natura-Backpulver** gut vermengen, in eine befettete Form geben, in den kalten Ofen schieben und ca. 50 Minuten bei mittlerer Hitze backen. Sehr gut mit Schlagobers!

Nußtorte aus Rührteig
K

100 g erweichte **Butter** oder **Reformmargarine** mit 100 g **Birnex**, 100 g **Honig** (oder 200 g Birnex) und 4 **Dottern** schaumig rühren; 280 g **Vollmehl**, frisch gemahlen, 280 g geriebene **Nüsse**, 1 Paket **Naturbackpulver**, die Schale einer ungespritzten **Zitrone** und eine Prise **Salz** gut mischen und zum Abtrieb geben; alles gut verrühren; wenn nötig mit 2—3 EL **Sauerrahm** zu einem mittelfesten Teig vermengen, in eine befettete, bemehlte Tortenform geben und bei schwacher Mittelhitze backen; ausgekühlt gibt man folgende Creme über die Torte: Eine große **Banane,** 10—12 kernlose, weiche **Dörrzwetschken,** ca. 50 g **Butter** und nach Bedarf **süßer Rahm** werden im Mixer zu einer flaumigen Creme gerührt, über die Torte gestrichen, mit geriebenen **Walnüssen** bestreut und mit **Schlagobers** verziert; diese Masse reicht für eine Tortenform im Durchmesser von 25 cm, für die Größe von 20 cm nimmt man nur ⅔ der angegebenen Menge.

Nußtorte mit gesulztem Obersschaum
K

Man bereitet einen **Mürbteig** aus 210 g frischgemahlenem **Vollkornmehl** (die Kleie aussieben), 210 g **Butter** oder **Reformmargarine,** 210 g geriebenen **Walnüssen,** 150 g **Birnex** (man kann auch **Honig** nehmen), 3 **Dottern** und der abgeriebenen Schale einer ungespritzten **Zitrone;** den Teig läßt man ca. ½ Stunde kühl rasten, dann teilt man ihn in 4 Teile, walkt sie auf Tortengröße aus und bäckt sie auf befettetem und bestaubtem Backblech bei schwacher Mittelhitze (Vorsicht, wird sehr schnell braun!); ausgekühlt werden die Tortenblätter mit folgender Fülle bestrichen: 250 g **getrocknete Marillen** werden in wenig **Wasser** eingeweicht und im Mixer mit so viel **süßem Obers** gemixt, bis eine streichfähige Creme entsteht; **Agar-Agar** wird aufgelöst und mit ¼ l steifgeschlagenem **Schlagobers** unter die Creme gezogen; die Tortenblätter werden da-

MEHL-SPEISEN

EIWEISS
KOHLEHYDRATE

mit bestrichen, zusammengesetzt, oben und an den Seiten bestrichen, mit geriebenen **Nüssen** bestreut und evtl. mit **Schlagobers** verziert.

Ostertorte
K
In all den Jahren meiner Ehe machte ich zu Ostern für jedes Familienmitglied eine kleine Ostertorte aus Mürbteig. Das sind derzeit 6 Stück!
250 g **Reformmargarine**, 3 **Dotter** und 180 g **Honig** oder **Birnex** schaumig schlagen, das Innere einer **Vanilleschote** oder die abgeriebene Schale einer ungespritzten **Zitrone**, 1 Prise **Meersalz**, 500 g **Weizenvollmehl** (die Kleie wird vorher ausgesiebt) mit ½ Paket **Natura-Backpulver** vermischen und nach und nach dazugeben; ca. ½ Stunde rasten lassen, in 12 Teile teilen, runde Flecken auswalken und bei Mittelhitze auf leicht befettetem Blech vorsichtig backen.
Fülle: 2 Pakete **Natur-Puddingpulver** in etwas mehr als ½ l **Mineralwasser**, 8 EL **süßem Obers** und **Birnex** nach Geschmack aufkochen und auskühlen lassen; 400 g getrocknete **Marillen** in wenig **Wasser** einweichen, faschieren, mit 2 **Dottern** und 200—250 g **Butter** schaumig rühren; wenn Alkohol erlaubt ist, einen Schuß **Marillenbrandy** in die Creme geben; je 2 Tortenblätter mit der Fülle zusammengeben, oben bestreichen, mit geriebenen **Nüssen** bestreuen, die Seiten mit **geschlagenem Obers** bestreichen und evtl. mit kleinen **Ostertierchen** verzieren.

Topfenkuchen
K
250 g frischgemahlenes **Weizenmehl** (Kleie aussieben) mit 150 g kalter **Butter** oder **Reformmargarine** und einer Prise **Salz** abbröseln, 1 **Dotter** und 1 EL **Wasser** einarbeiten und ca. ½ Stunde rasten lassen; den Teig in 2 Hälften teilen und jede in der Größe einer Tortenform auswalken; die eine Hälfte in die befettete, bemehlte Tortenform einlegen und mit **Marmelade** aus **gedörrten Zwetschken** oder **Marillen** bestreichen; 300 g **Magertopfen** mit 1 **Dotter**, 2 EL **Birnex** oder **Honig** und der abgeriebenen Schale einer ungespritzten **Zitrone** abtreiben und auf den Teigboden streichen; die zweite Teigplatte darübergeben, einige Male mit einer Gabel einstechen, damit die Luft entweichen kann, und ca. ¾ Stunde bei mittlerer Hitze backen.

Topfenstrudel aus Mürbteig
K
Den Teig wie für „Waldviertler Mohnknödel (gebacken)" bereiten und mit nachstehender Fülle bestreichen: ½ kg **trockener Magertopfen** wird passiert und mit 1 **Dotter**, 2 EL **Honig** oder

MEHLSPEISEN

EIWEISS
KOHLEHYDRATE

Birnex, Zitronenschale (ungespritzt) und **Rosinen** vermengt. Weiter behandeln wie „Mohnstrudel".

Topfentorte
K

250 g **Vollkornmehl** (Kleie aussieben) mit ½ Paket **Natura-Backpulver** mischen und mit 100 g **Reformmargarine** abbröseln; 1 EL **Honig** oder **Birnex** und 1 **Dotter** dazugeben und rasch einen Teig machen (ist er zu fest, 1 El **sauren Rahm** dazugeben!); wenn möglich, im Kühlschrank etwas rasten lassen; in einer befetteten und bestaubten Tortenform Boden und Rand mit dem Teig auslegen.
Fülle: Eine große **Banane** zerdrücken und auf den Teigboden streichen. 300 g **Topfen,** 1 **Dotter,** 1 EL **Honig** oder **Birnex,** 100 g grob geraffelte **Haselnüsse, Zitronenschale** (ungespritzt) und — falls der Topfen sehr trocken ist — 1 EL **Rahm** dazugeben; alles gut vermengen, auf den Bananen-Teigboden aufstreichen und langsam backen.

Waldviertler Mohnknödel (gebacken)
K

Aus 500 g **Weizenvollmehl** (Kleie aussieben), 3 **Dottern,** 150 g **Honig,** 200 g **Reformmargarine,** einer Prise **Salz** und **Sauerrahm** (soviel ein geschmeidiger Mürbteig verlangt) wird möglichst rasch ein Teig geknetet und ca. 1 Stunde im Kühlschrank rasten gelassen; in der Zwischenzeit mahlt man 300 g **Mohn** so fein wie möglich, schneidet 150 g **Dörrzwetschken** in Streifen, kocht beides in so viel **Mineralwasser,** 4 EL **Sauerrahm,** 3 EL **Honig,** der abgeriebenen Schale einer ungespritzten **Zitrone** und etwas **Zimt,** bis eine feste Masse entsteht (Vorsicht, brennt leicht an!) und gibt — wenn abgekühlt — einen Schuß **Rum** dazu; den Teig formt man zu einer Rolle, teilt ihn in 12 Teile, arbeitet jeden Teil zu einem runden Flecken, gibt jeweils 1 EL von der Fülle darauf, formt zu einem Knödel, legt ihn mit der zusammengedrückten Seite nach unten auf das befettete und bestaubte Backblech, drückt ihn breit (ca. 1½ bis 2 cm), bäckt bei mittlerer Hitze halbfertig, dreht ihn um und bäckt fertig.

KLEINE BÄCKEREIEN

Haferflockenmakronen
K

200 g **Haferflocken** in 40 g **Butter** leicht anrösten; 40 g **Butter,** 2 **Eidotter** und 3 EL **Honig** mit der Schale einer halben ungespritzten **Zitrone** schaumig rühren, die Haferflocken und 100 g geriebene **Haselnüsse** sowie ½ Paket **Natura-Backpulver**

MEHL-SPEISEN

EIWEISS
KOHLEHYDRATE

hinzufügen; kleine Häufchen auf ein gefettetes Blech setzen und bei guter Hitze goldgelb backen.

Haferflocken-rahmkeks
K
Aus 250 g **Vollmehl**, 150 g **Butter**, 200 g geriebenen **Haferflocken**, 3 EL **Honig**, 2 **Eidottern**, ⅛ l **Sauerrahm**, ½ Paket **Natura-Backpulver**, 1 EL **Rum** und einer abgeriebenen **Zitronenschale** einen Mürbteig machen und diesen ½ Stunde rasten lassen; den Teig dünn auswalken, beliebige Formen ausstechen, eventuell mit **Dotter** und **Birnex** bestreichen und bei guter Hitze backen.

Hirsebusserln
K
(Rezept S. 58).

Lebkuchen
K
450 g **Honig**, 60 g **Butter** oder **Reformmargarine** und ⅛ l **Obers** erwärmen; 600 g frischgemahlenes **Vollkornmehl** und 1 Paket **Natura-Backpulver** dazumischen, ebenso 120 g gemahlene **Nüsse**, die abgeriebene Schale einer ungespritzten **Orange** und einer **Zitrone**, ½ Paket **Lebkuchengewürz**, etwas **Kardamon** und 3 **Dotter**; einen Teig kneten und in Folie gewickelt 2 Stunden rasten lassen; auf ein gefettetes Blech ca. 1 cm dick aufstreichen (Spachtel immer wieder in Wasser tauchen); 1 **Dotter** und etwas **Honig** abschlagen, den Teig damit bestreichen und mit **Nüssen** oder **Mandeln** belegen; bei mittlerer Hitze ca. ½ Stunde backen und überkühlt in Stücke schneiden; hält sich in verschlossenen Dosen lange frisch.

Lebkuchen (gefüllt)
K
Von obigem Teig die Hälfte auf ein befettetes Blech streichen und nachstehende Fülle darauf verteilen: 150 g geriebene **Haselnüsse** in etwas **Rum** einweichen; 100 g **Rosinen**, 100 g **Trockenmarillen** (beides gehackt), 2 EL **Honig**, etwas **Zimt** und die abgeriebene Schale einer ungespritzten **Zitrone** gut vermischen. Die zweite Teighälfte auswalken und auf die Fülle legen; mit **Dotter-Honig-**Gemisch bestreichen, mit gehackten **Mandeln** bestreuen und wie oben backen.

Linzer Mandelbusserln
K
280 g **Vollmehl**, 210 g **Reformmargarine**, 110 g ungeschälte, feingeriebene **Mandeln**, eine Prise **Salz**, 2 EL **Birnex**, 1 **Dotter**, die Schale einer halben **Zitrone** (ungespritzt) und je 1 Teelöffel **Zimt** und **Neugewürz** vermengt man gut; ist der Teig zu fest, gibt man etwas **süßen Rahm** dazu; nun werden kleine Kugeln geformt, auf das befettete und bestaubte Backblech gelegt und jede Kugel mit einer halben, abgezogenen **Mandel**

MEHL-SPEISEN

EIWEISS
KOHLEHYDRATE

belegt (die Mandeln im kochenden Wasser einige Male aufwallen lassen, dann läßt sich die Haut gut abziehen); bei mittlerer Hitze langsam backen. Vorsicht, die Bäckereien aus Vollkornmehl werden leicht zu braun!

Maisgebäck
K
(Rezept S. 65).

Nußbusserln
K
Aus 200 g geriebenen **Nüssen,** 200 g **Vollkornmehl** (Kleie aussieben), 3 EL **Birnex,** ½ Paket **Natura-Backpulver** und 2 **Dottern** einen Teig bereiten; kleine Kugeln formen, auf jede Kugel ½ **Walnuß** drücken und langsam backen.

Nuß-Honig-Scheibchen
K
250 g **Weizenvollmehl** mit 125 g **Reformmargarine** oder **Butter** abbröseln, mit 2 **Dottern,** 100 g **Birnex,** der abgeriebenen Schale einer ungespritzten **Zitrone** und 1 Prise **Meersalz** rasch zu einem Mürbteig verarbeiten; ½ Stunde kalt rasten lassen, ausrollen und runde Scheiben ausstechen; auf befettetem Blech bei ca. 200 Grad backen; nach dem Abkühlen mit folgender Fülle zusammensetzen: 200 g **Birnex,** 200 g feingeriebene **Nüsse,** etwas **Zimt** und — wenn nötig — **Kochsud** von **Dörrzwetschken** gut vermengen und je 2 Scheiben damit füllen.

Topfenbuttertascherln
K
150 g **Topfen,** 60 g **Butter,** 60 g **Reformmargarine** und 125 g **Vollkornmehl** (nicht ausgesiebt) werden mit etwas **Meersalz** und 1 EL **Rum** zu einem Teig verarbeitet, der 1 Stunde kühl rasten soll; dann wird der Teig so dünn wie möglich ausgewalkt; mit einem runden Ausstecher von ca. 6 cm Durchmesser werden Formen ausgestochen, mit ½ Teelöffel von einer der nachstehenden Massen gefüllt, die Ränder übergeschlagen, festgedrückt und mit einer Mischung von **Birnex** und **Eidotter** bestrichen; die Tascherln werden im Rohr bei starker Hitze ca. 10 Minuten lang gebacken.
Zwetschkenfülle: **Dörrpflaumen** werden mit etwas **Birnex** und **Rum** im Mixer grob zerkleinert.
Marillenfülle: getrocknete **Marillen** werden mit etwas **Birnex** und **Obers** im Mixer grob zerkleinert.
Topfenfülle: **Topfen, Eidotter, Birnex, Zitronenschale** und **Vanillearoma** werden gut vermischt; evtl. **Rosinen** beigeben.
Nußfülle: geriebene **Nüsse** werden mit **Birnex** und **Rum** vermischt.

MEHL-SPEISEN

EIWEISS
KOHLEHYDRATE

Wiener Nußkrapferln
K

200 g **Weizenvollmehl** werden mit 140 g **Reformmargarine** abgebröselt und 100 g **Honig** oder **Birnex** daruntergemischt; dann gibt man nach und nach 2 **Dotter,** den Saft einer ungespritzten **Zitrone** und zum Schluß 140 g gemahlene **Walnüsse** dazu und knetet nochmals gut durch; den Teig läßt man ca. ½ Stunde kalt rasten, danach wird er ausgewalkt, runde Formen ausgestochen und auf ein befettetes und bestaubtes Blech gegeben; die Hälfte der Plätzchen wird mit geschlagenem **Dotter** (dem man ein wenig **Birnex** beigefügt hat) bestrichen, mit einer halben **Walnuß** belegt und bei mittlerer Hitze hellgelb gebacken; ausgekühlt füllt man die unbestrichenen Stücke mit **Marillenmarmelade** und gibt die belegten darauf. Marillenmarmelade: **Trockenmarillen** werden längere Zeit eingeweicht (je nachdem, wie stark sie getrocknet sind), in der Fleischmaschine faschiert, mit **Honig** oder **Birnex** nach Geschmack gesüßt und aufgekocht.

Vanillekipferln
K

300 g **Vollkornmehl** (Kleie aussieben) mit 200 g **Reformmargarine** oder **Butter,** 120 g feinst geriebenen **Mandeln** oder **Haselnüssen,** 2 EL **Birnex,** dem Inneren einer **Vanilleschote** und etwas **Zimt** rasch zu einem Teig verarbeiten; mindestens 1 Stunde kalt rasten lassen; Kipferln formen und auf befettetes, bemehltes Backblech geben (Vorsicht, werden schnell zu braun!); anstatt in Zucker zu rollen, kann man sie noch heiß mit ganz wenig **Birnex** (in das man etwas **Vanille** aus der Schote gerührt hat) bestreichen und trocknen lassen.

Hollywood-Schnitten
K

3 Tassen **Weizenkleie** mit 1 Tasse kochendem **Wasser** übergießen, 2 Tassen **Buttermilch,** 2 **Dotter,** 1 Tasse **Honig,** ½ Tasse kaltgeschlagenes **Öl** einrühren. 3 Teelöffel **Backpulver** in 2 Tassen **Vollwertmehl** vermischen. Geriebene **Zitronenschale,** 1½ Tassen erweichte gehackte **Trockenäpfel,** 1 Teelöffel **Zimt,** je 1 Tasse **Rosinen** und grobgeriebene **Nüsse** daruntermischen, bei mittlerer Hitze 20 bis 25 Minuten backen.
Man kann auch klein geschnittene Feigen dazugeben.
Diese Speise ist bei Verdauungsstörungen sehr zu empfehlen.

NACHSPEISEN

ZU KOHLEHYDRATMAHLZEITEN

Nachstehende Rezepte sind nur nach einer Kohlehydratmahlzeit erlaubt.

Bananen (gebraten) Geschälte, halbierte **Bananen** in **Butter** braten und etwas **Birnex** mitdünsten lassen; die Bananen anrichten, die Flüssigkeit aus der Pfanne darübergießen und mit **Schlagobers** und gehackten **Mandeln** garnieren.

Bananenkaltschale 1 Becher **Sauerrahm** mit einigen EL **Buttermilch,** 2 EL **Birnex** und 2 zerdrückten **Bananen** gut vermischen und mit 1 Tasse **Hirseflocken** bestreuen.

Datteln (gefüllt) Große, getrocknete oder — noch besser — frische **Datteln** schneidet man der Länge nach auf einer Seite ein und nimmt den Kern heraus; man reibt **Walnüsse** oder **Haselnüsse** fein, gibt so viel erweichte, faschierte **Trockenmarillen** dazu, bis ein dicker Teig daraus wird, füllt die Datteln damit und fügt sie zusammen.

Haferflockendessert **Haferflocken** werden in etwas **Butter** und **Birnex** leicht angeröstet und abwechselnd mit **Heidelbeeren** und **Schlagobers** in Schalen geschichtet.

Haselnußeis Wie „Vanilleeis", nur 50 g geröstete, feingeriebene **Haselnüsse** und 1 EL **Rum** daruntermischen.

Heidelbeerberg Frische oder eingefrorene **Heidelbeeren** mit etwas **Birnex** vermischen und durchziehen lassen; **Schlagobers** schlagen, die Heidelbeeren und feingeriebene **Walnüsse** daruntergeben, in Glasschüsserln bergartig anrichten und mit Heidelbeeren und einer Walnuß garnieren.

Reisdessert Gekochten **Vollreis** mit kleingeschnittenen **Datteln,** gehackten oder gemixten **Trockenmarillen,** gehackten **Nüssen,** geschnittenen **Bananen, Birnex** und **Schlagobers** mischen.

Topfencreme mit Bananen Der **Topfen** wird mit **süßem Rahm** gut verrührt; kleinwürfelig geschnittene **Bananen** und evtl eingeweichte, gehackte **Rosinen** werden dazugegeben; nach Bedarf mit **Honig** oder **Birnex** süßen und mit geriebenen **Nüssen** bestreuen oder mit **Schlagobers** verzieren.

NACHSPEISEN

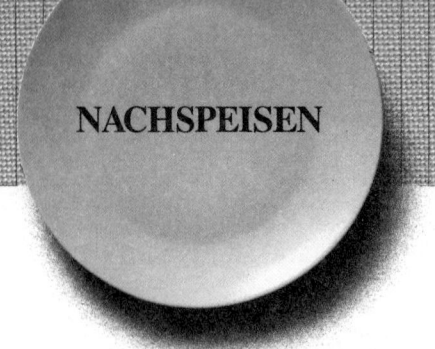

Topfencreme mit Heidelbeeren — **Magertopfen** wird mit so viel **süßem Rahm** gut verrührt, bis eine cremige Masse entsteht; **Heidelbeeren** werden mit **Honig** oder **Birnex** gemischt (die Beeren können auch zerdrückt werden), mit dem Topfen vermengt, grob geriebene **Walnüsse** dazugegeben, in Glasschalen angerichtet und evtl. mit einem Tupfen **Schlagobers** verziert.

Topfendessert mit Trockenobst — 500 g **Magertopfen** mit 3 EL **süßem Rahm** passieren und so viel **Mineralwasser** dazugeben, bis eine cremige Masse entsteht; dann 2—3 EL **Birnex** oder **Honig** dazugeben und die Masse rühren, bis sie schaumig ist; dann in wenig **Wasser** vorher eingeweichte, kleingeschnittene **Trockenfrüchte (Zwetschken, Marillen** usw.**)** daruntermischen; den Saft von den eingeweichten Früchten mitverwenden; die Portionen in Glasschüsseln geben, mit einem Stück Trockenobst verzieren und evtl. einen Tupfen **Schlagobers** daraufgeben.

Topfen-Vanillecreme — Aus 1 Päckchen **Natur-Vanillepuddingpulver**, ⅜ l Mineralwasser und ⅛ l süßem Obers eine Vanillecreme kochen (während des Auskühlens öfters umrühren oder gut zudecken, damit keine Haut entsteht); 200 g **Magertopfen** passieren, mit ⅛ l **süßem Obers** und 2 EL **Birnex** schaumig schlagen, den Pudding darunterrühren, in Schalen geben und mit etwas **Schlagobers** verzieren oder mit leicht angeröstetem **Sesam** bestreuen.

Vanilleeis — 2 **Eigelb** mit 2 EL **Birnex** und etwas **Vanille** schaumig schlagen und mit ¼ l **Schlagobers** vorsichtig mischen; im Tiefkühlschrank mindestens 2 Stunden festwerden lassen.

Carobi — Johannisbrotmehl kann als Ersatz für Kakao zu vielen Süßspeisen verwendet werden.

Obstsalat — Für den Obstsalat kann man jede **Art von Früchten** verwenden. Sind die Früchte süß, kann man den Salat mit **Zitronensaft** pikanter machen, auch frische **Ananasstückchen** machen den Salat frischer. Gibt man **Äpfel** in den Fruchtsalat, sind die zu Scheiben geschnittenen Stücke auf jeden Fall mit **Zitrone** zu beträufeln, um das Braunwerden zu verhindern. Diese Salate sind nur nach Eiweißmahlzeiten zu verwenden.

GETRÄNKE

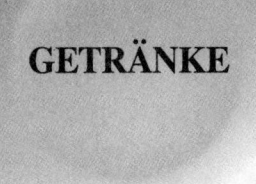

Warme Getränke

TEE   Schwarzen oder Russischen Tee sollte man meiden. Es gibt jedoch eine große Auswahl von Kräutertees und Kräutermischungen, die zu allen Mahlzeiten getrunken werden können. Man sollte auch nicht immer den gleichen Tee trinken, sondern öfter wechseln; ausgenommen sind Heiltees, die vom Arzt für längere Zeit verordnet werden.

KAFFEE   Kaffee ist wegen seiner Röststoffe und des Koffeins nicht zuträglich. Dies gilt nicht nur für Bohnenkaffee, sondern auch für Malzkaffee.

KAKAO   Kakao ist ebenfalls wegen seiner Röststoffe zu meiden.

FRUCHTGETRÄNKE   Zu Kohlehydratmahlzeiten dürfen weder kalte noch warme Fruchtgetränke serviert werden. Bei Erkältungen sind warme Fruchtgetränke mit Zitronen-, Orangen- oder Grapefruitsaft sehr zu empfehlen.

Kalte Getränke

KRÄUTERTEE   Gekühlte Kräutertees, mit etwas Honig oder Birnex gesüßt, schmecken ausgezeichnet und sind im Sommer Durstlöscher.

FRISCHGEPRESSTE OBSTSÄFTE   Diese sind sehr gesund und durstlöschend. Im Sommer kann man dazu Fallobst verwenden.

GEMÜSESÄFTE   Dafür kann man fast alle Gemüsesorten verwenden. Rote-Rüben- und Karottensäfte sind ja bekannt, man kann aber auch Gurken-, Spinat- oder Tomatensaft dazumischen, eventuell auch einige Blätter von Wildkräutern. Obst- und Gemüsesäfte sollen aber nicht die Rohkostsalate verdrängen, denn unser Verdauungsapparat benötigt dringend die Ballaststoffe, die beim Pressen von Säften verlorengehen.

MILCHGETRÄNKE   Bekommt man unpasteurisierte Milch, so ist diese der pasteurisierten auf jeden Fall vorzuziehen. Unpasteurisierte Buttermilch ist neutral, alle anderen Milcharten dürfen zu Kohlehydratmahlzeiten nicht getrunken werden. Sehr gut schmecken Milchmixgetränke mit Bananen, jeder Art von Beeren, Zitronen, Orangen usw. Sehr gesund und durstlöschend ist auch Molke, die bei der Bereitung von Topfen anfällt.

ALKOHOLISCHE GETRÄNKE   Von Schnäpsen und Likören ist abzuraten, sie belasten die Verdauungsorgane und sind für Herz und Leber nicht zuträglich. Bei Gicht und Rheuma sollte man Alkohol überhaupt meiden. Ob ein Glas guter Rotwein oder Bier getrunken werden kann, soll bei Kranken der Arzt entscheiden. Auch der bei uns so beliebte Most (vergorener Apfel- oder Birnensaft) sollte nur eingeschränkt genossen werden.

MENÜ-VORSCHLÄGE

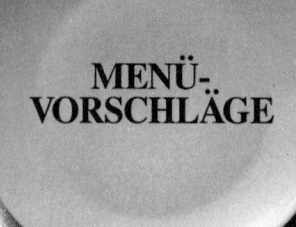

Um der Hausfrau bei der Umstellung auf Trennkost die Zusammenstellung der Speisen zu erleichtern, ist nachstehend ein Menüplan für 14 Tage angegeben. Außerdem wurden auch für 7 Tage kalorienreduzierte Menüs erarbeitet.
Rohkost und Salate **vor** jeder Mahlzeit können nach den unter „Salate" angeführten Rezepten leicht selbst zusammengestellt werden.
Will man Kalorien sparen, läßt man die Suppe weg.

14-TAGE-TRENNKOST — AUSGEWÄHLTE MENÜS

Frühstück: 1. Tag: Pfefferminztee, Budwig-Müsli

2. Tag: Malventee, Grahamweckerl mit Topfen

3. Tag: Rote-Rüben-Saft, Porridge

4. Tag: Johanniskrauttee, Mürbes Semmerl mit Butter und Honig

5. Tag: Ringelblumentee, Haferflockenmüsli mit Himbeeren

6. Tag: Gemüsesaft, Vollkornsalzstangerl mit Schafkäse

7. Tag: Apfelschalentee, Weizenmüsli

8. Tag: Melissentee, Zwiebelbrot mit Gervais-Kräuterbutter

9. Tag: Nubientee, Sechskorn-Müsli

10. Tag: Frisch gepreßter Beerensaft, Vollkornbrot mit Topfenaufstrich

11. Tag: Schlüsselblumentee, Haferflockenmüsli mit Bananen

12. Tag: Kamillentee, Leinsamenbrot mit Butter und Honig

13. Tag: Hagebuttentee, Porridge mit Heidelbeersaft

14. Tag: Bananenmilch, Kartoffelbrot

MENÜ-VORSCHLÄGE

Mittagessen (Eiweißmahlzeit):

1. Tag: Gemüsebouillon mit Eierfrittaten
   Pikante Fischrouladen mit Blattspinat in Butter

2. Tag: Gänseblümchensuppe
   Gemüsegulasch (natur)

3. Tag: Paradeissuppe (roh)
   Gefülltes Huhn im Tontopf

4. Tag: Gurkensuppe
   Gemüsepfanne mit Schafkäse

5. Tag: Gemüsesuppe mit Yoghurt
   Soja-Käselaibchen mit Teufelssoße

6. Tag: Großmutters Sommersuppe
   Käse-Fisch-Filets mit holländischer Soße

7. Tag: Gemüsebouillon mit Erbsen und Karotten
   Karfiolauflauf

8. Tag: Kressesuppe — französisch
   Selleriescheiben gebraten mit Paradeissoße

9. Tag: Gesundheitssuppe
   Zucchini gefüllt mit Geflügelfleisch

10. Tag: Gemüsebouillon mit Eingetropftem
    Porree mit Käse überbacken

11. Tag: Chinakohlsuppe
    Fischgeschnetzeltes und Fisolen

12. Tag: Rohe Gemüsesuppe
    Melanzani gebraten mit Käsesoße

13. Tag: Paradeissuppe (gekocht)
    Gewürzhuhn mit Stangensellerie

14. Tag: Gemüsesuppe (gekocht)
    Paradeiser — rumänische Art mit Knoblauchsoße

MENÜ-VORSCHLÄGE

Abendessen (Kohlehydratmahlzeit):

1. Tag: Brotsuppe
   Gefüllte Paprika mit Grünkern und Zwiebelsoße

2. Tag: Haferflockennockerln in Gemüsebouillon
   Spinat mit Brennesseln, gebackene Kartoffelnudeln

3. Tag: Nudelsuppe
   Germknödel aus Heidenmehl mit Heidelbeeren

4. Tag: Erbsensuppe
   Krautstrudel mit Ungarischer Soße

5. Tag: Gerstencremesuppe
   Bananenreis

6. Tag: Gemüsecremesuppe
   Zucchini in Bechamel und grüne Nudeln

7. Tag: Grießnockerlsuppe
   Vorarlberger Käseerdäpfel mit Dillsoße

8. Tag: Haferflockensuppe
   Scheiterhaufen

9. Tag: Karfiolsuppe
   Gemüse und Weizen im Römertopf

10. Tag: Käsesuppe
    Grieß-Gersten-Laibchen mit Selleriepüree

11. Tag: Rahmsuppe
    Nußauflauf

12. Tag: Reissuppe nach Bauernart
    Kohllaibchen mit Knoblauchsoße

13. Tag: Spargelcremesuppe
    Maisauflauf pikant mit Bärlauchsoße

14. Tag: Zwiebelsuppe
    Hirseauflauf

MENÜ-VORSCHLÄGE

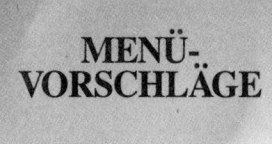

7-TAGE-TRENNKOST — KALORIENREDUZIERTE MENÜS

Frühstück reduziert:

1. Tag: Rote-Rüben-Saft
   Knäckebrot mit Liptauer

2. Tag: Hagebuttentee
   Vollkornbrot mit Topfen und Schnittlauch

3. Tag: Karottensaft
   Knäckebrot mit Dotter-Zwiebel-Aufstrich

4. Tag: Molke
   Leinsamenbrot mit Topfenaufstrich

5. Tag: Brennesseltee
   Knäckebrot mit Topfen und Radieschen

6. Tag: Heidelbeersaft
   Vollkornbrot mit Melanzaniaufstrich

7. Tag: Gemüsesaft
   Knäckebrot mit Topfen und Himbeeren

Mittagessen reduziert (Eiweißmahlzeit):

1. Tag: Gemüsebouillon mit Eierfrittaten
   Hühnerbrüste in Gelee mit Kapernsoße

2. Tag: Krautauflauf „Linzer Art" und gedünstete Paprika

3. Tag: Reinanke „Anegret" mit Melanzani

4. Tag: Geschnetzeltes Rindfleisch mit Letscho

5. Tag: Hühnerbrüste gefüllt mit gedünsteten Karotten

6. Tag: Forelle in der Folie mit Sellerischeiben

7. Tag: Pußtarostbraten mit Broccoli

MENÜ-VORSCHLÄGE

Abendessen reduziert (Kohlehydratmahlzeit):

1. Tag: Frühlingskräutersuppe
   Kartoffelpüree mit Kräutersoße

2. Tag: Winterlicher Vitamineintopf

3. Tag: Gekochte Gemüsesuppe, natur
   Bircher-Benner-Kartoffeln mit Kapernsoße

4. Tag: Gemüsegulasch, natur

5. Tag: Kartoffelsuppe, natur
   Kürbis gratin

6. Tag: Folienkartoffel mit Sauerrahm

7. Tag: Zwiebelsuppe
   Kartoffelgulasch, natur

AUSDRÜCKE UND BEZEICHNUNGEN

SPEISENBEZEICHNUNGEN UND KÜCHENAUSDRÜCKE IN ÖSTERREICH, DEUTSCHLAND UND DER SCHWEIZ

ÖSTERREICH	DEUTSCHLAND	SCHWEIZ
Aspik	Gelee	Gallerich
Bäckereien	Kleinbackwerk	Kleinbackwerk (Patisserie)
Beefsteak	Rindslendenstück	Filetscheiben
Beize	Marinade	—
Blaukraut	Rotkohl	Rotkraut
Bohnen	—	Böhnli
Dampfl	Hefestück	Vorteig
dünsten	dämpfen, schmoren	dämpfen
durchseihen	—	sieben
Eidotter	Eigelb	—
Eiklar	Eiweiß	Eiweiß
Einbrenn	Mehlschwitze	in Fett geröstetes Mehl
Einmach	—	in Fett licht geröstetes Mehl
eingemachtes Kalbfleisch, Huhn ...	Frikassee	—
Eingetropftes	Tropfteig-Einlauf	Sträubchen
Essiggurken	—	Cornichons
faschierte Laibchen	Buletten	gehackte Buerli
Faschiertes	Hackfleisch	gehacktes Fleisch
Faschingskrapfen	Berliner Pfannkuchen	Küchli
Fleischlaibchen	Frikadelle	gehackte Buerli
Frittaten	dünne Eierkuchen	Omeletten (Flädli)
Gedünstetes	Gedämpftes	Gedämpftes
Gelee	—	Gallerich
gelbe Rüben	Möhren	Rübli
Germ	Hefe	Hefe
Gerstl	Graupen	Graupen
Gewürznelken	—	Nägli
Grapefruit	Pampelmuse	—
Gugelhupf	Napfkuchen	Gugelhopf

AUSDRÜCKE UND BEZEICHNUNGEN

ÖSTERREICH	DEUTSCHLAND	SCHWEIZ
Häuptelsalat	Kopfsalat	Kopfsalat
Hasenjunges	Hasenpfeffer	Leber, Herz, Lunge
Heiden	Buchweizen	—
Hühnerjunges	Hühnerklein	—
Indian	Truthahn (Puter)	Truthahn (Puter)
Kalbfleisch oder Fischschnitten, gebraten oder gedünstet	Frikandeau	—
Karfiol	Blumenkohl	Blumenkohl
Karotten	Möhren	—
Kartoffeln, geröstet	Schmorkartoffeln	—
Kipfel	Hörnchen	Hörnchen
Klare Suppe	Brühe	Bouillon, Fleischbrühe
Kohl	Wirsing, Grünkohl	Chohl
Kohlsprossen	Rosenkohl	Röselikohl
Koteletten	Rippchen, Karbonaden	—
Knödel	Klöße	Klöße
Krapferln	Törtchen	Küchli
Kren	Meerrettich	Meerrettich
Kukuruz	Maiskolben	Kolbenmais
Kuttelkraut (Quendel)	wilder Thymian	Thymian
Lungenbratenschnitten	Lendenschnitten	Filetscheiben
Makkaroni	Hohlnudeln	—
Marillen	Aprikosen	Aprikosen
Mehlspeise	Süßspeise	—
Milch, saure	dicke Milch	—
Nockerln	Spätzle	Knöpfli
Nudelwalker	Rollholz	Tröllholz
Nüsse	Walnüsse	Baumnüsse
Obers	süße Sahne	süßer Rahm
Orangen	Apfelsinen	—
Palatschinken	Eierkuchen	Omeletten

AUSDRÜCKE UND BEZEICHNUNGEN

ÖSTERREICH	DEUTSCHLAND	SCHWEIZ
Paradeiser	Tomaten	Tomaten
Powidl	Pflaumenmus	Pflaumenmus
Porree	Lauch	Lauch
Püree	Brei	Stock
Rahm	saure Sahne	saurer Rahm
Ribisel	Johannisbeeren	Meertrübli
Rindfleisch	Ochsenfleisch, Siedfleisch	gesottenes Rindfleisch
Rindsuppe	klare Suppe, Bouillon, Fleischbrühe	Fleischbrühe, Bouillon
Rostbraten	Rippenstück, Hochrippe	Hohrückenstück
rote Rüben	rote Beete	Randen
Saft	Brühe, Tunke	Brühe, Sauce
Salzstangerl	Salzstangen	Salzstangli
Soße	Tunke	—
Sauerkraut	Sauerkohl	—
Schlagobers	Schlagsahne	Schlagrahm, Ridel
Schlegel (Schlögl)	Keulenstück	Mocken
Schneerute	Eierschaumschläger	Beschen
Schöpsenfleisch	Hammelfleisch	Hammelfleisch
Schwammerln	Pilze	Pilze
Semmel	Weißbrötchen	Weckli
Semmelbrösel	Weckmehl	Paniermehl, Brosamen
Senf	Mostrich	Mostrich (Mostert)
sprudeln	quirlen	—
Stangensellerie	Bleichsellerie	—
Striezel	Zopf	Zopf
Sulz	Sülze (Gelee)	Gallerich
Topfen	Quark	Quark
Vogerlsalat	Rapunzelsalat	Rapunzelsalat
walken	ausrollen	auswählen
Würfel	—	Bröckli
Zwetschken	Pflaumen	Zwetschgen

STICHWORT-VERZEICHNIS

Apfelsoße 87
Apfelstrudel aus Trockenäpfeln 98
Apfel-Topfenstrudel 98
Avocadoaufstrich 91
Avocadosoße 87
Bananen (gebraten) 115
Bananenkaltschale 115
Bananenreis 56
Barben auf Basilikum 78
Bärlauchsoße 89
Bauernsalat 22
Besoffener Kapuziner I 98
Besoffener Kapuziner II 102
Bircher-Benner-Kartoffeln 49
Birnenkuchen 107
Birnenstrudel 99
Blechkrapfen 102
Böhmische Talken 102
Böhmische Talken mit Topfen 103
Bologneser Soße 89
Brennesselsuppe 31
Broccoli 40
Bröselnudeln 53
Brotsuppe (Schnittlsuppe) 31
Buchweizenfülle 62
Buchweizenknödel 62
Buchweizen (pikant) 62
Buchweizenplinsen 63
Chinakohlgemüse 40
Chinakohlsalat 22
Chinakohlsuppe 31
Currybraten 66
Curry-Seehecht 78
Datteln (gefüllt) 115
Dill-Kartoffeln 49
Dillsoße 89
Dotter-Zwiebel-Aufstrich 91
Eingetropftes 30
Emmentalersalat 22
Endiviensalat 23
Erbsensuppe 32
Erdartischokensuppe (Topinambur) 32
Falscher Wildhase 68
Farmers Fisolensalat 23
Faschierte Hühnerlaibchen 68
Faschierte Kalbfleischkugeln 66
Faschierte Laibchen 66

Faschierter Braten 67
Faschiertes Ragout 67
Faschiertes — südländisch 67
Fenchelsalat 23
Fenchelsalat mit Rahm 23
Feuerflecken 92
Fischcremesuppe 32
Fische (gekocht) 78
Fischfilet (garniert) 78
Fischfond 79
Fischgeschnetzeltes 79
Fischgulasch 79
Fisch im Römertopf 79
Fischreste (mariniert) 80
Fischsulz 80
Fischsuppe 32
Fischsuppe — Marseiller Art 32
Fischsuppe — spanisch 33
Folienkartoffeln mit Kräuterbutter 49
Forelle blau 80
Forelle (gedünstet) 80
Forelle im Sauerampferfond 80
Forelle in Aspik 80
Forelle in der Folie 81
Französischer Salat 23
Frittaten 30
Früchtebrot 103
Früchtekuchen aus der Krim 103
Frühlingskräutersuppe 33
Fünfkorn- oder Sechskornmüsli 20
Gänseblümchensuppe 33
Gefüllte Paprika 67
Gefüllte Taschen 96
Gefülltes Huhn im Tontopf 69
Gemüsecremesuppe 33
Gemüsegulasch 40
Gemüse mit Weizen im Römertopf 41
Gemüsepfanne mit Schafkäse 41
Gemüsesuppe (gekocht) 33
Gemüsesuppe (roh) 34
Gemüsesuppe (roh) mit Joghurt 34
Germknödel 99
Germknödel aus Heidenmehl 63
Germschnecken 104
Gerstencremesuppe 34
Gervais-Kräuterbutter 91
Geschnetzeltes Rindfleisch 74

STICHWORT-VERZEICHNIS

Gesundheitssuppe 34
Gewürzhuhn 69
Götterspeise 107
Grahamweckerln 92
Grießauflauf 60
Grießbrei 60
Grieß-Gersten-Laibchen 60
Grießknödel 61
Grießkuchen 61
Grießnockerln 31, 61
Grießschmarren 61
Grieß-Sterz 61
Grießsuppe 35
Großmutters Sommersuppe 35
Grüne Heringe 81
Grüne Nudeln 53
Grüner Salat 23
Gugelhupf 104
Gurkenreis 56
Gurkensalat 24
Gurkensalat mit Rahm 24
Gurkensuppe 35
Haferflockenbrei (Porridge) 20
Haferflockendessert 115
Haferflockenmakronen 111
Haferflockenmüsli 20
Haferflockenmüsli mit Frischobst 20
Haferflockennockerln 31
Haferflockenrahmkeks 112
Haferflockensuppe 35
Haselnußeis 115
Haselnußtorte 107
Hasenragout 68
Hefedressing 87
Heidelbeerberg 115
Heidelbeerkuchen 108
Heidelbeerstrudel 99
Heidensterz (Buchweizensterz) 63
Herbstlicher Soja-Gemüsetopf 84
Heringsalat 24
Hirseauflauf 58
Hirse-Birnenspeise 58
Hirsebusserln 58, 112
Hirse-Früchtespeise 58
Hirse-Gemüsespeise 59
Hirseschnitzel 59
Hirsesterz 59

Hirsetorte 59, 108
Holländische Soße 89
Honigstollen 105
Husarenkoteletts 71
Hühnerbrüste (gefüllt) 69
Hühnerbrüste in Gelee 69
Hühnerbrüste (überbacken) 70
Hühnergeschnetzeltes 70
Hühnersalat 24
Hühnerschnitzel (natur) 70
Hühnersuppe 35
Hühnertopf 70
Irish Stew 73
Italienische Nudelspeise mit Gemüse 53
Joghurtdressing 87
Joghurt-Schnittlauchsoße 87
Junglammschlögel „Osterlamm" 73
Kalbsgulasch 71
Kalbskopf- oder Kalbsknochensuppe 36
Kalbskoteletts mit Wurzeln und Kräutern 71
Kalbskoteletts (natur) 72
Kalbs-Naturschnitzerl 72
Kalbssulz 72
Kaltschale mit Paradeisern 87
Kaninchen 68
Kapernsoße 87, 89
Karfiol 41
Karfiolauflauf 41
Karfiol (eingemacht) 41
Karfiol (gratiniert) 42
Karfiolpüree 42
Karfiolsalat (gekocht) 24
Karfiolsalat (roh) 24
Karfiolsuppe 36
Karotten (gedünstet) 42
Karottensalat 24
Karotten-Selleriesalat 25
Karottensuppe — italienisch 36
Kartoffelbrot 93
Kartoffelgulasch 49
Kartoffelkäse 50
Kartoffelkrapferl 50
Kartoffeln mit Butter 50
Kartoffelnudeln (gebacken) 50
Kartoffelnudeln (gekocht) 50
Kartoffelpuffer 51
Kartoffelpuffer mit Zwiebeln 51

STICHWORT-VERZEICHNIS

Kartoffelpüree (neutral) 51
Kartoffelpüree (überbacken) 51
Kartoffelpüreesuppe 36
Kartoffelsalat 25
Kartoffelsterz 51
Kartoffelsuppe 36
Käseaufstrich 91
Käse-Fisch-Filet 81
Käsegebäck 96
Käseknödel 96
Käselaibchen 84
Käsenudeln 54
Käsesalat 25
Käsesoße 89
Käsesuppe 35
Kletzenbrot 105
Knoblauch-Rahmsoße 88
Knoblauchsoße 88, 90
Kochsalat mit Erbsen 42
Kohleintopf 42
Kohllaibchen 43
Kohlrabigemüse 43
Kohlrabipüree 43
Kohlrabisalat 25
Kohlrouladen 43
Kraft-Gemüse-Brotsuppe 37
Kranewittbraten 75
Krautauflauf — Linzer Art 43
Kräuterpüree 52
Kräutersoße 88
Krautfleckerln 54
Krautrouladen 44
Krautsalat (gekocht) 25
Krautsalat (roh) 25
Krautstrudel 96
Kressesuppe — französisch 37
Kukuruztommerl (pikant) 64
Kukuruztommerl (süß) 64
Kümmel- oder Einbrennsuppe 37
Kümmelstangerln 96
Kürbisgemüse 44
Kürbis-Gratin 44
Lammgeschnetzeltes 73
Lammgulasch 73
Lammkoteletts 74
Lebkuchen 112
Lebkuchen (gefüllt) 112

Letscho 44
Linzer Mandelbusserln 112
Liptauer 91
Löwenzahnsalat 25
Magisters Fischsuppe 37
Maisauflauf (pikant) 64
Maisauflauf (süß) 65
Maisgebäck 65, 113
Maisschnitten 65
Majoranfleisch 75
Majorankartoffeln 52
Mandel-Marillen-Schnitten 108
Marillenknödel (gebacken) 100
Marillenknödel (gekocht) 100
Matrosen-Paprikafisch 81
Mayonnaise (Grundrezept) 88
Mayonnaisesalat 25
Melanzani (Auberginen) 44
Melanzani (Auberginen) -Aufstrich 91
Melanzani (Auberginen) (gefüllt) 44
Mititei mit Gemüse 67
Mohnbeugeln 105
Mohnschnecken 105
Mohnstrudel 106
Mohnstrudel aus Mürbteig 108
Mürbe Semmerln 93
Müsli von Dr. Budwig 21
Nudelsalat 26
Nudelsalat für Naschkatzen 54
Nudelsalat mit Gemüse 54
Nudelsalat (pikant) 55
Nudelsuppe 31, 37
Nußauflauf 100
Nußbeugeln 106
Nußbusserln 113
Nuß-Honig-Scheibchen 113
Nuß-Karotten-Torte 109
Nußnudeln 55
Nußtorte aus Rührteig 109
Nußtorte mit gesulztem Obersschaum 109
Oberösterreichischer Mostbraten 75
Ochsenschlepp 75
Ofennudeln 106
Osterflecken 106
Ostertorte 110
Palatschinken 100
Panadelsuppe 38

STICHWORT-VERZEICHNIS

Paprika (gedünstet) 45
Paprika (gefüllt mit Grünkern) 45
Paprikahuhn 70
Paprika-Paradeissalat 26
Paprikasalat 26
Paradeiser (gebraten) 45
Paradeiser mit Fischfüllung 45
Paradeiser mit Kerbelfüllung 46
Paradeiser — Pariser Art 46
Paradeiser — Rumänische Art 46
Paradeissoße 90
Paradeissuppe (gekocht) 38
Paradeissuppe (roh) 38
Paradeissuppe (roh) mit Joghurt 38
Petersilkartoffeln 52
Pfefferminzsoße 88
Pichelsteiner Topf 76
Pikante Fischrouladen 82
Pikanter Aufstrich 91
Pikanter Nudelauflauf mit Topfen 55
Pikanter Salat nach Bauernart 26
Pizza 97
Polenta 65
Polenta mit Schafkäse (Mamaliga) 65
Porree-Gemüse 46
Porree mit Käse überbacken 46
Porreesalat 26
Porreesuppe 38
Pußta-Paprikasch 82
Pußta-Rostbraten 76
Radicchiosalat 26
Radieschen-Kohlrabisalat 26
Radieschensalat 27
Rahmdressing 88
Rahmsuppe 38
Reinanke „Annegret" 82
Reinanken auf Frühlingszwiebeln 82
Reisauflauf 56
Reisauflauf mit Topfen 57
Reisdessert 115
Reissalat 57
Reisschleimsuppe 39
Reissuppe 31
Reissuppe nach Bauernart 39
Reistopf — serbisch 57
Rettichsalat 27
Rindsgulasch 76

Rindsrouladen 76
Rohr-Kartoffellaibchen 52
Rote-Rüben-Salat (gekocht) 27
Rote-Rüben-Salat (roh) 27
Rotkrautsalat 27
Salat-Apfel-Mischung 27
Salat „Ascona" 27
Salat „Fines Herbes" 27
Salat „Ostermontag" 28
Salat (pikant) 28
Salatsoße 88
Sauerampfersalat 28
Sauerkraut 47
Sauerkraut (überbacken) 47
Sauerkrautsalat (gekocht) 28
Sauerkrautsalat (roh) 28
Scheiterhaufen 101
Seefisch „Nordsee" 82
Seemannsfleisch 77
Selleriepüree 47
Selleriesalat (gekocht) 28
Selleriesalat (roh) 28
Selleriescheiben 47
Selleriesoße 90
Semmelknödel 97
Soja-Curry-Speise 84
Soja-Gemüseeintopf 85
Sojagranulat (gedünstet) 85
Sojagulasch Stroganoff 85
Sojalaibchen 85
Soja-Naturschnitzerl 85
Soja-Rahmschnitzerl 86
Soja-Rostbraten 86
Sojawürstchen 86
Spargelcremesuppe 39
Spargelsalat 29
Spinat 47
Spinat mit Brennesseln 47
Stangensellerie 47
Stockfisch (gekocht) 83
Süßer Nudelauflauf 55
Szegediner Gulasch 86
Teufelssoße 90
Topfenaufstrich 91
Topfenbuchteln 107
Topfenbuttertascherln 113
Topfencreme mit Bananen 115

STICHWORT-VERZEICHNIS

Topfencreme mit Heidelbeeren 116
Topfendessert mit Trockenobst 116
Topfenknödel 101
Topfenkuchen 110
Topfennockerln 97
Topfennudeln 55
Topfenstrudel aus Mürbteig 110
Topfentorte 111
Topfen-Vanillecreme 116
Topinambursalat (Erdartischoken) 29
Ungarische Soße 90
Ungarisches Filet 83
Vanilleeis 116
Vanillekipferln 114
Vogerlsalat 29
Vollkornbrot 93
Vollkornbrot aus dem Römertopf 94
Vollkornsalzstangerln 94
Vollmehlweckerln 95

Vorarlberger Käseerdäpfel 52
Waldviertler Kartoffellaiberln 52
Waldviertler Mohnknödel (gebacken) 111
Waldviertler Mohnnudeln (Schupfnudeln) 101
Weizenmüsli 21
Wiener Nußkrapferln 113
Winter-Vitamineintopf 48
Zichorisalat 29
Zucchini (gefüllt mit Faschiertem) 48
Zucchini (gefüllt mit Geflügelfleisch) 48
Zucchini in Bechamel 48
Zucchinisalat 29
Zuckerhutsalat 29
Zwetschkenknödel 101
Zwiebelbrot 95
Zwiebelkuchen 98
Zwiebelrostbraten (natur) 77
Zwiebelsoße 90
Zwiebelsuppe 39

Nachtrag:

Carobi 116
Gegrillte Fische 83
Gerstenmüsli 21
Hollywood-Schnitten 114
Krautsuppe 77
Kräuterbrot 95
Obstsalat 116
Sommersalat 29
Sylvester-Mitternachtstopf 77
Tofu-Geschnetzeltes 86

Abbildungen der wichtigsten Gewürze und Kräuter

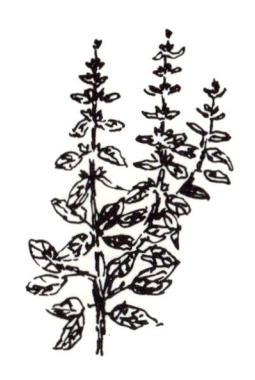

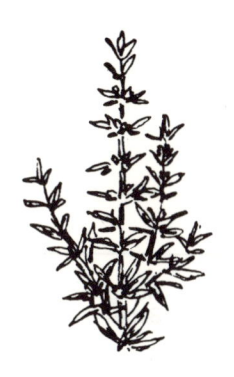

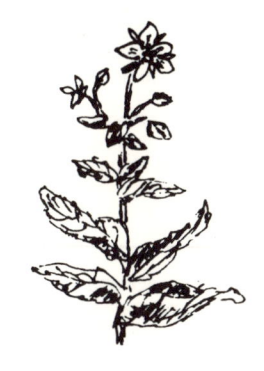

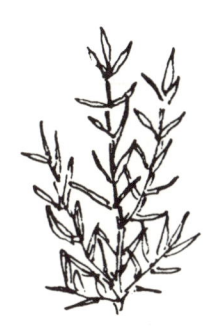

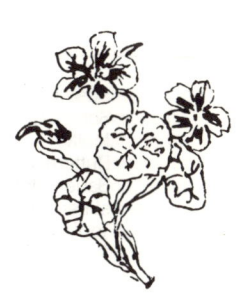

Basilikum	Bohnenkraut	Borretsch
Dille	Estragon	Kapuzinerkresse
Kerbel	Liebstöckel	Majoran

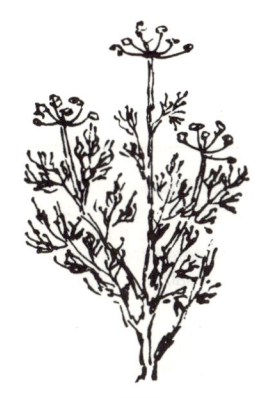

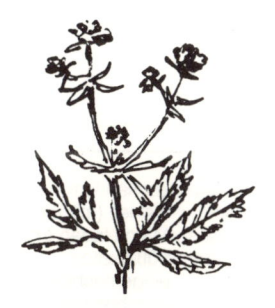

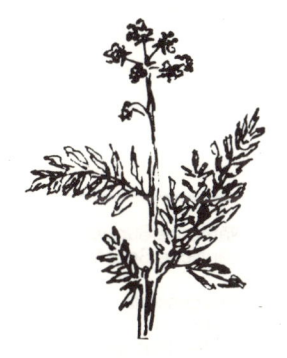

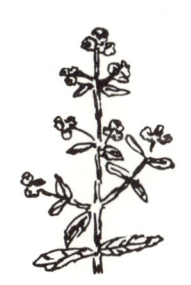

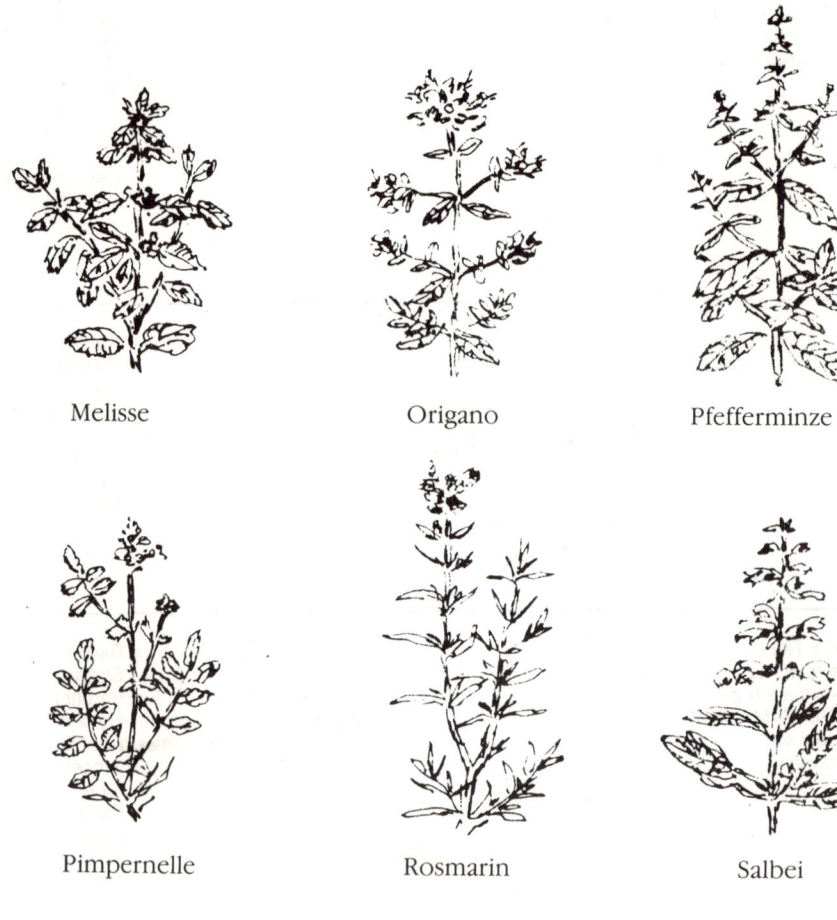

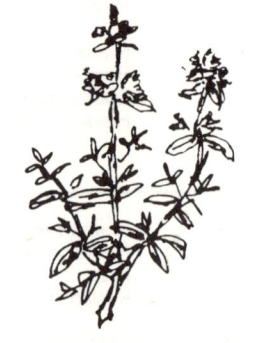

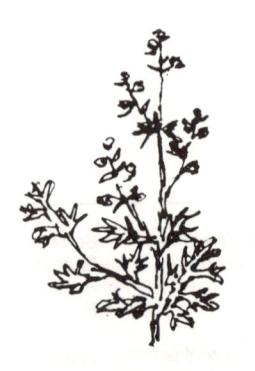

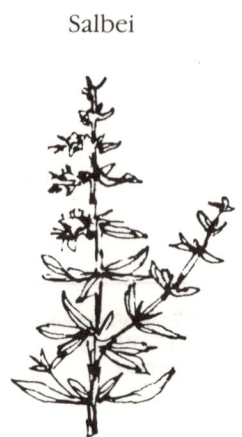

Melisse	Origano	Pfefferminze
Pimpernelle	Rosmarin	Salbei
Thymian	Wermut	Ysop

Abbildungen der wichtigsten Gewürze und Kräuter

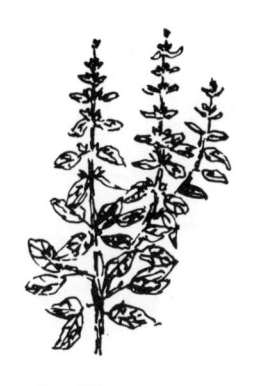

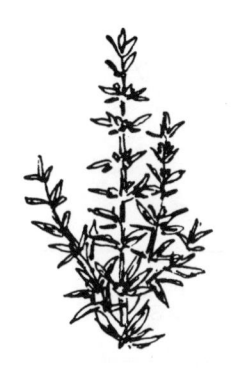

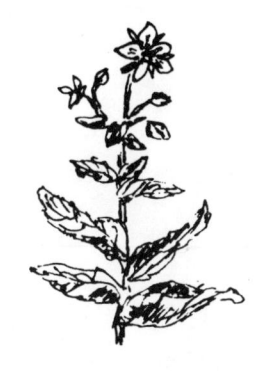

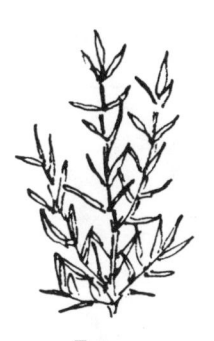

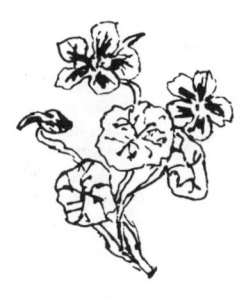

| Basilikum | Bohnenkraut | Borretsch |

| Dille | Estragon | Kapuzinerkresse |

| Kerbel | Liebstöckel | Majoran |

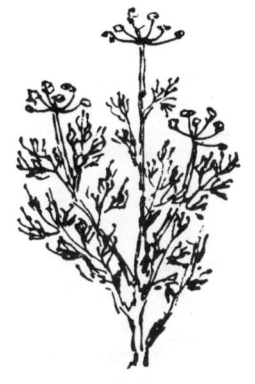

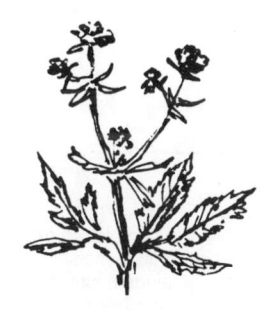

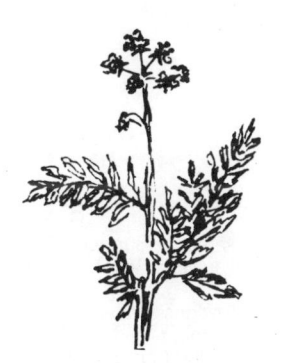

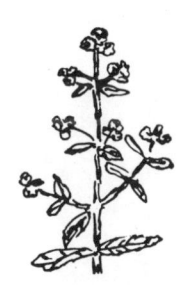

Fleisch und tierisches Eiweiß	Milchprodukte	Zuckerprodukte	Gewürze und Sonstiges
Fleisch Fische Eier	Milch Buttermilch Sauermilch Käse (bis 55 % Fett i. Tr.) Joghurt		
		Honig Birnex	
Eigelb	Käse (ab 55 % Fett i. Tr.) Schafkäse Molke Buttermilch Sauermilch süßer und saurer Rahm Topfen		Agar-Agar Gelatine Kräutersalz Meersalz Paprika Muskat Basilikum (statt Pfeffer) Curry Gartenkräuter Vanilleschote Anis Fenchel
rohes Eiweiß Schweinefleisch Wurst Schinken Geräuchertes Gänse Enten Wild Truthühner Innereien fette Fische		Zucker Gelees (mit Zucker) Marmeladen (mit Zucker) Süßigkeiten eingemachtes Obst geschwefeltes Trockenobst	käufliche Suppen käufliche Soßen Essigessenz Kren Pfeffer (nur grüner) Senf (nur aus dem Reformhaus) Ingwer Bohnenkaffee Malzkaffee Kakao schwarzer Tee

NAHRUNGSMITTELLISTE

	Stärkeprodukte	Öle und Fette	Obst und Gemüse	
ERLAUBTE Nahrungsmittel, die überwiegend EIWEISS enthalten oder mit Eiweißmahlzeiten harmonieren	Sojamehl Sojaflocken		Kernobst Steinobst Beerenobst Zitrusfrüchte Ananas Melonen Korinthen gekochte Paradeiser Kartoffeln (mit Vorbehalt — nur in kleinen Mengen)	
ERLAUBTE Nahrungsmittel, die überwiegend KOHLEHYDRATE enthalten	Naturreis Vollkornbrot, -mehl, -teigwaren Vollkorngetreide jeder Art (Weizen, Roggen, Grünkern, Buchweizen, Gerste, Hafer) Mais und seine Produkte (Maisgrieß, Maismehl, Maisflocken)		Kartoffeln Topinambur Kohl Schwarzwurzeln Bananen Datteln Feigen	
NEUTRALE Nahrungsmittel, die sowohl zu EIWEISS- als auch zu KOHLEHYDRATMAHLZEITEN gemischt werden können		Kaltgepreßte Öle und Fette Eden-Cocosfett Margarine aus ungehärteten Fetten Butter	Radieschen Blattsalate Karotten Fisolen Knoblauch Erbsen rohe Paradeiser Lauch Kohlsprossen Rettich Spinat Karfiol Pastinaken Nüsse Rosinen Trockenfrüchte Heidelbeeren	Blaukraut rote Rüben Chicoree Paprikaschoten Fenchel Gurken Sauerkraut Kraut Sellerie Kürbis Zwiebeln Kohlrüben Spargel Oliven
NICHT EMPFOHLENE oder VERBOTENE Nahrungsmittel	Teigwaren aus Weißmehl Weißmehl, Weißbrot, polierter Reis Tapioka Sago getrocknete Hülsenfrüchte	Schweinefett Grammeln Erdnußöl Fischöl käufliche Mayonnaisen	Rhabarber Preiselbeeren Pilze Kastanien Erdnüsse	

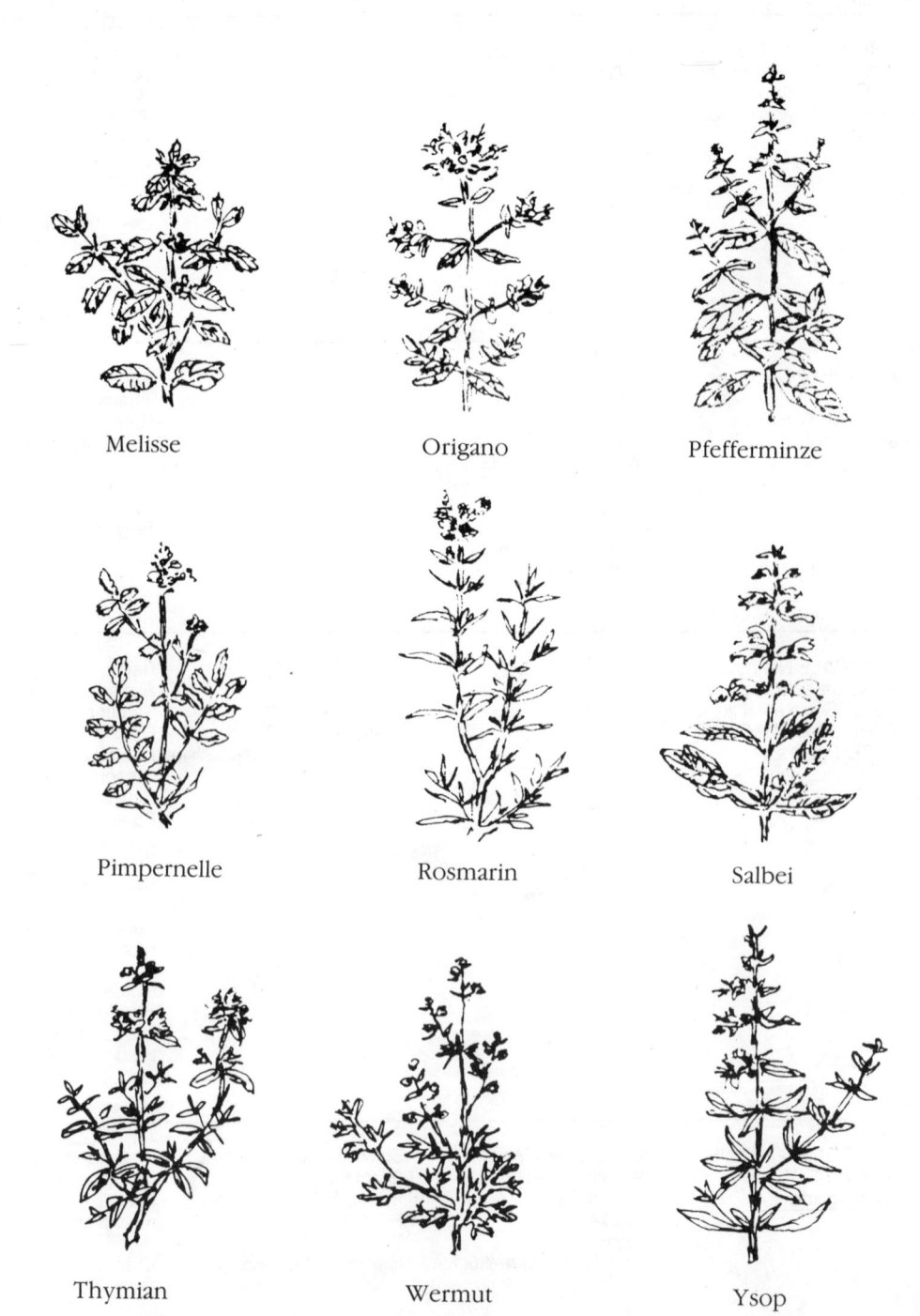

Melisse	Origano	Pfefferminze
Pimpernelle	Rosmarin	Salbei
Thymian	Wermut	Ysop